全国中等卫生职业教育规划教材

供中等卫生职业教育各专业使用

药物学基础

（修订版）

主　编　符秀华　付红焱

副主编　耿晓庆　高艳丽　李　舒　刘浩芝

编　者　（以姓氏笔画为序）

付红焱　首都医科大学附属卫生学校
毕重国　首都医科大学附属卫生学校
刘浩芝　山东省临沂卫生学校
闫建坤　内蒙古包头卫生学校
苏　艳　河南省周口卫生学校
李　舒　河南煤炭卫生学校
杨孟欢　重庆市医药卫生学校
张卫琴　新疆吐鲁番职业技术学院
张婷婷　石河子大学护士学校
耿晓庆　四川省凉山卫生学校
徐　静　桐乡市卫生学校
高艳丽　郑州市卫生学校
符秀华　安徽省淮南卫生学校
覃　琳　柳州医学高等专科学校附属中等卫生学校

科学出版社

北京

内 容 简 介

本书主要包括药物学基础知识和常用药物的作用、应用、不良反应和注意事项等,旨在培养学生掌握用药护理的基本知识和技能,具备"按照医嘱正确给药和合理用药的能力",养成良好的用药习惯和科学思维,注重护理专业特色,满足护理专业岗位需求,对接护考大纲,贴近临床用药实际,突出实用性。全书由理论、实训和实验三部分组成。章节前设置"学习要点"明确学习目标,正文围绕课程知识点和护士执业考试考点循序渐进,提纲挈领阐述,穿插重点提示,突出重点,化解难点。章节后"讨论与思考"配有情景案例、护理用药实训和实验,贴近护理岗位实际,实现理实一体,培养学生分析问题和解决问题的能力。为适应现代职业教育需求,本书配有数字化电子教学资源和 PPT 课件,丰富教学内容。

本书可供全国中等卫生职业院校各专业使用。

图书在版编目(CIP)数据

药物学基础 / 符秀华,付红焱主编. —修订本. —北京:科学出版社,2016
全国中等卫生职业教育规划教材
ISBN 978-7-03-048660-8

Ⅰ. 药… Ⅱ.①符… ②付… Ⅲ. 药物学-中等专业学校-教材 Ⅳ. R9

中国版本图书馆 CIP 数据核字(2016)第 127428 号

责任编辑:徐卓立　杨小玲 / 责任校对:王晓茜
责任印制:赵　博 / 封面设计:黄华斌

科 学 出 版 社　出版
北京东黄城根北街 16 号
邮政编码:100717
http://www.sciencep.com

保定市中画美凯印刷有限公司　印刷
科学出版社发行　各地新华书店经销

*

2016 年 6 月第 一 版　开本:787×1092　1/16
2016 年 6 月第一次印刷　印张:12
字数:278 000

定价:**26.00 元**
(如有印装质量问题,我社负责调换)

全国中等卫生职业教育规划教材
教 材 目 录
（修订版）

1	解剖学基础	于晓谟	袁耀华	主编
2	生理学基础	柳海滨	林艳华	主编
3	病理学基础	周溢彪	刘起颖	主编
4	生物化学概论		高怀军	主编
5	病原生物与免疫学基础	饶洪洋	张晓红	主编
6	药物学基础	符秀华	付红焱	主编
7	医用化学基础	张彩霞	张勇	主编
8	就业与创业指导	丁来玲	万东海	主编
9	职业生涯规划		宋建荣	主编
10	卫生法律法规		李云芝	主编
11	信息技术应用基础	张伟建	程正兴	主编
12	护理伦理学		王晓宏	主编
13	青少年心理健康		高云山	主编
14	营养与膳食指导	靳平	冯峰	主编
15	护理礼仪与人际沟通	王燕	丁宏伟	主编
16	护理学基础	王静	冉国英	主编
17	健康评估	张展	袁亚红	主编
18	内科护理	董燕斐	张晓萍	主编
19	外科护理	王萌	张继新	主编
20	妇产科护理	王春先	刘胜霞	主编
21	儿科护理	黄力毅	李砚池	主编
22	康复护理	封银曼	高丽	主编
23	五官科护理		陈德荣	主编
24	老年护理		生加云	主编
25	中医护理	韩新荣	朱文慧	主编
26	社区护理		吴苇	主编
27	心理与精神护理		杨明荣	主编
28	急救护理技术		杨建芬	主编
29	护理专业技术实训		曾建平	主编
30	产科护理	潘洁	李民华	主编
31	妇科护理	王月秋	吴晓琴	主编
32	母婴保健	王海燕	王莉杰	主编
33	遗传与优生学基础	田廷科	赵文忠	主编

全国中等卫生职业教育规划教材
修 订 说 明

《全国中等卫生职业教育规划教材（护理、助产专业）》在编委会的组织下，在全国各个卫生职业院校的支持下，从 2009 年发行至今，已经走过了 8 个不平凡的春秋。在 8 年的教学实践中，教材作为传播知识的有效载体，遵照其实用性、针对性和先进性的创新编写宗旨，落实了《国务院关于大力发展职业教育的决定》精神，贯彻了《护士条例》，受到了卫生职业院校及学生的赞誉和厚爱，实现了编写精品教材的目的。

这次修订再版是在前两版的基础上进行的。编委会全面审视前两版教材后，讨论制定了一系列相关的修订方针。

1. 修订的指导思想　实践卫生职业教育改革与创新，突出职业教育特点，紧贴护理、助产专业，有利于执业资格获取和就业市场。在教学方法上，提倡自主和网络互动学习，引导和鼓励学生亲身经历和体验。

2. 修订的基本思路　首先，调整知识体系与教学内容，使基础课更侧重于对专业课知识点的支持、利于知识扩展和学生继续学习的需要，专业课则紧贴护理、助产专业的岗位需求、职业考试的导向；其次，纠正前两版教材在教学实践中发现的问题；最后，调整教学内容的呈现方式，根据年龄特点、接受知识的能力和学习兴趣，注意纸质、电子、网络的结合，文字、图像、动画和视频的结合。

3. 修订的基本原则　继续保持前两版教材内容的稳定性和知识结构的连续性，同时对部分内容进行修订和补充，避免教材之间出现重复及知识的棚架现象。修订重点放在四个方面：①根据近几年新颁布的卫生法规和卫生事业发展规划及人民健康标准，补充学科的新知识、新理论等内容；②根据卫生技术应用型人才今后的发展方向，人才市场需求标准，结合执业考试大纲要求增补针对性、实用性内容；③根据近几年的使用中读者的建议，修正、完善学科内容，保持其先进性；④根据学生的年龄和认知能力及态度，进一步创新编写形式和内容呈现方式，以更有效地服务于教学。

现在，经过全体编者的努力，新版教材正式出版了。教材共涉及 33 门课程，可供护理、助产及其他相关医学类专业的教学和执业考试选用，从 2016 年秋季开始向全国卫生职业院校供应。修订的教材面目一新，具有以下创新特色。

1. 编写形式创新　在保留"重点提示,适时点拨"的同时,增加了对重要知识点/考点的强化和提醒。对内容中所有重要的知识点/考点均做了统一提取,标列在相关数字化辅助教材中以引起学生重视,帮助学生拓展、加固所学的课程知识。原有的"讨论与思考"栏目也根据历年护士执业考试知识点的出现频度和教学要求做了重新设计,写出了许多思考性强的问题,以促进学生理论联系实际和提高独立思考的能力。

2. 内容呈现方式创新　为方便学生自学和网络交互学习,也为今后方便开展慕课、微课等学习,除了纸质教材外,本版教材创新性提供了手机版 APP 数字化辅助教材和网络教学资源。其中网络教学资源是通过网站形式提供教学大纲和学时分配以及讲课所需的 PPT 课件(包含图表、影像等),手机版数字化教辅则通过扫描二维码下载 APP,帮助学生复习各章节的知识点/考点,并收集了大量针对性强的各类练习题(每章不低于 10 题,每考点 1~5 题,选择题占 60% 以上,专业考试科目中的案例题不低于 30%,并有一定数量的综合题),还有根据历年护士执业考试调研后组成的模拟试卷等,极大地提高了教材内涵,丰富了学习实践活动。

我们希望通过本次修订使新版教材更上一层楼,不仅继承发扬该套教材的针对性、实用性和先进性,而且确保其能够真正成为医学教材中的精品,为卫生职教的教学改革和人才培养做出应有的贡献。

本套教材第 1 版和第 2 版由军队的医学专业出版社出版。为了配合当前实际情况,使教材不间断地向各地方院校供应,根据编委会的要求,修订版由科学出版社出版,以便为各相关地方院校做好持续的出版服务。

感谢本系列教材修订中全国各卫生职业院校的大力支持和付出,希望各院校在使用过程中继续总结经验,使教材不断得到完善和提高,打造真正的精品,更好地服务于学生。

编委会

2016 年 6 月

修订版前言

　　《药物学基础》是中职护理专业技能核心课程。依据教育部颁发的《中等职业学校专业教学标准(试行)》，为提高中职护理专业人才培养质量，体现产教融合、工学结合、理实一体的现代职业教育理念，本次教材改版修订在坚持"简洁、明了、实用性强"特点的基础上，更注重以"过程为导向"，坚持"贴近实际、关注需求、注重实践、突出特色"的基本原则，以培养目标为依据，以护理专业教学标准和课程标准为纲领，更紧密地结合国家护士执业资格考试大纲的考点和护理行业标准。新版增补了"维生素及调节水、电解质和酸碱平衡药"和"生物制品"两章内容。同时根据新时期医疗卫生岗位的实际需求，体现"以用为本，够用为度"的特点，注重思想性、科学性、先进性、启发性和适用性相结合，力求打造融"教、学、做、练"一体化的中等卫生职业教育护理专业特色教材。

　　本教材主要内容包括药物学基础知识和常用药物的作用、应用、不良反应和注意事项等，旨在培养学生掌握用药护理的基本知识和技能，具备"按照医嘱正确给药和合理用药的能力"，养成良好的用药习惯和科学思维，注重护理专业特色，满足护理专业岗位需求，对接护考大纲，贴近临床用药实际，突出实用性。本教材由理论、实训和实验三部分组成。章节前设置"学习要点"明确学习目标；正文围绕课程知识点和护士执业考试考点循序渐进，提纲挈领阐述；穿插重点提示，突出重点，化解难点；章节后"讨论与思考"配有情景案例、护理用药实训和实验，贴近护理岗位实际，实现理实一体，培养学生分析问题和解决问题的能力。为适应现代职业教育需求，教材配有数字化电子教学资源和PPT课件，极大地丰富了教学内容。本教材可供中等卫生职业各专业使用。

　　本教材编写团队汇集了全国不同区域兄弟院校的14位优秀骨干教师。在编写过程中参考了部分教材和有关著作，从中借鉴了有益的内容，在此向有关作者和出版社一并致谢。同时也得到了安徽省淮南卫生学校、首都医科大学附属卫生学校等编者所在学校的大力支持，在此表示衷心的感谢。

　　本教材秉承了原有教材简练、实用的特色，具有一定的创新和突破。全书虽经反复审核，但由于知识水平有限，若有疏漏之处，恳请各位专家、同行和使用本书的师生批评指正。

编　者

2016 年 6 月

目　录

第1章　药物学基础总论 …………… （1）
第一节　绪论 …………………… （1）
　一、概述 ……………………… （1）
　二、药物的概念及研究对象 ……… （1）
　三、学习药物学基础的目的与方法
　　　………………………………（2）
第二节　药物对机体的作用——药效学
　　　………………………………（2）
　一、药物基本作用 ……………… （2）
　二、药物作用的类型 …………… （3）
　三、药物的作用机制 …………… （5）
第三节　机体对药物的影响——药动学
　　　………………………………（6）
　一、吸收 ………………………… （7）
　二、分布 ………………………… （8）
　三、代谢 ………………………… （9）
　四、排泄 ………………………… （9）
　五、药物的消除与蓄积 ………… （10）
　六、半衰期 ……………………… （10）
　七、体内药量与血药浓度的时间变
　　　化过程 ……………………… （10）
第四节　影响药物作用的因素 …… （12）
　一、药物方面的因素 …………… （12）
　二、机体方面的因素 …………… （15）
第五节　药物应用护理的相关知识
　　　………………………………（16）
　一、药品与药典 ………………… （16）
　二、药品的名称 ………………… （16）
　三、药品的分类与特殊管理药品
　　　………………………………（16）
　四、国家基本药物与基本医疗保险
　　　药品 ………………………… （18）

五、药品的批号与有效期 ……… （18）
六、药品说明书 ………………… （19）
七、药品的保管与外观质量检查
　　………………………………（19）
第六节　药物的治疗过程与用药护理
　　………………………………（20）
　一、处方与医嘱 ……………… （20）
　二、用药医嘱的执行与用药护理
　　………………………………（22）
实践 1-1　解读药品说明书实训
　　………………………………（23）
实践 1-2　实验动物的捉拿与给药
　　………………………………（23）
实践 1-3　调配操作练习与溶液
　　　　　浓度计算 …………… （25）
实践 1-4　药物的体外配伍禁忌
　　………………………………（25）
实践 1-5　剂量对药物作用的影响
　　………………………………（26）
实践 1-6　给药途径对药物作用
　　　　　的影响 ……………… （27）
第2章　抗微生物药 …………… （28）
第一节　抗微生物药概述 ………… （28）
　一、常用术语 ………………… （28）
　二、抗菌药的作用机制 ………… （29）
　三、细菌的耐药性 …………… （29）
　四、抗菌药合理用药 ………… （30）
第二节　抗生素 ………………… （31）
　一、β-内酰胺类 ……………… （31）
　二、氨基糖苷类 ……………… （34）
　三、其他抗生素 ……………… （36）
第三节　人工合成抗菌药 ………… （38）

一、喹诺酮类 ……………………（38）
二、磺胺类与甲氧苄啶 …………（40）
三、硝基呋喃类与硝基咪唑类 …（41）
第四节　抗结核病药 ……………（42）
一、常用药物 ……………………（42）
二、临床用药原则 ………………（44）
第五节　抗真菌药与抗病毒药 …（44）
一、抗真菌药 ……………………（44）
二、抗病毒药 ……………………（45）
第六节　消毒防腐药 ……………（46）
实践2-1　青霉素过敏性休克的
　　　　　解救及护理 …………（47）
实践2-2　链霉素的急性中毒与
　　　　　解救 …………………（47）
一、小白鼠实验法 ………………（47）
二、家兔实验法 …………………（48）
实践2-3　抗生素合理应用案例
　　　　　讨论 …………………（48）
第3章　抗寄生虫病药 ……………（50）
一、抗疟药 ………………………（50）
二、抗阿米巴病药与抗滴虫病药
　　………………………………（51）
三、抗血吸虫药与抗丝虫病药 …（51）
四、抗肠蠕虫病药 ………………（52）
五、抗寄生虫药用药护理 ………（52）
第4章　抗恶性肿瘤药 ……………（53）
第一节　概述 ……………………（53）
一、抗恶性肿瘤药的分类 ………（53）
二、抗恶性肿瘤药的不良反应与用
　　药护理 ………………………（54）
第二节　常用抗肿瘤药 …………（54）
第5章　传出神经系统药 …………（56）
第一节　概述 ……………………（56）
一、传出神经系统的分类与化学传递
　　………………………………（56）
二、传出神经递质的合成与转归
　　………………………………（57）
三、传出神经系统受体的类型与效应
　　………………………………（57）

四、传出神经系统药物的作用方式
　　与分类 ………………………（59）
第二节　M受体激动药与抗胆碱酯
　　　　　酶药 …………………（59）
一、M受体激动药 ………………（59）
二、抗胆碱酯酶药 ………………（61）
第三节　M受体阻断药 …………（62）
一、阿托品 ………………………（62）
二、其他M胆碱受体阻断药 ……（63）
第四节　肾上腺素受体激动药 …（64）
一、α、β受体激动药 ……………（64）
二、α受体激动药 ………………（66）
三、β受体激动药 ………………（67）
四、肾上腺素受体激动药用药护理
　　………………………………（68）
第五节　肾上腺素受体阻断药 …（68）
一、α受体阻断药 ………………（68）
二、β受体阻断药 ………………（69）
三、肾上腺素受体阻断药用药护理
　　………………………………（70）
实践5-1　毛果芸香碱与阿托品对
　　　　　家兔瞳孔的影响 ……（71）
实践5-2　烟碱的毒性 …………（71）
实践5-3　有机磷酸酯类中毒及其
　　　　　解救 …………………（72）
第6章　局部麻醉药 ………………（74）
一、局麻药基础知识 ……………（74）
二、常用局麻药 …………………（75）
三、局麻药用药护理 ……………（76）
实践6-1　普鲁卡因与丁卡因表面
　　　　　麻醉作用 ……………（77）
第7章　中枢神经系统药 …………（78）
第一节　镇静催眠药 ……………（78）
一、苯二氮䓬类 …………………（78）
二、巴比妥类 ……………………（79）
三、其他类 ………………………（80）
四、镇静催眠药用药护理 ………（81）
第二节　抗癫痫药 ………………（81）
一、癫痫临床类型 ………………（81）

二、常用抗癫痫药 ……………（81）

三、抗癫痫药的临床用药原则 …（82）

四、抗癫痫药用药护理 ………（83）

第三节 抗精神失常药 …………（83）

一、抗精神病药 ………………（83）

二、抗躁狂症药与抗抑郁症药 …（85）

第四节 抗帕金森病药 …………（86）

一、中枢拟多巴胺类药 ………（86）

二、胆碱受体阻断药 …………（87）

三、抗帕金森病药用药护理 …（87）

第五节 镇痛药 …………………（88）

一、阿片受体激动药 …………（88）

二、人工合成镇痛药 …………（89）

三、其他镇痛药 ………………（90）

四、镇痛药用药护理 …………（90）

第六节 解热镇痛抗炎药 ………（91）

一、常用解热镇痛抗炎药 ……（91）

二、解热镇痛抗炎药用药护理 …（92）

第七节 中枢兴奋药 ……………（93）

一、主要兴奋大脑皮质药 ……（93）

二、主要兴奋延髓呼吸中枢药 …（93）

三、中枢兴奋药用药护理 ……（94）

实践 7-1 镇静催眠药的用药护理

…………………………………（94）

实践 7-2 解热镇痛抗炎药用药

护理 ………………（95）

第8章 利尿药与脱水药 …………（97）

第一节 利尿药 …………………（97）

一、利尿作用与利尿药分类 …（97）

二、高效利尿药 ………………（97）

三、中效利尿药 ………………（99）

四、低效利尿药 ………………（99）

第二节 脱水药 …………………（100）

一、甘露醇 ……………………（100）

二、山梨醇 ……………………（101）

三、50%葡萄糖溶液 …………（101）

实践 8-1 利尿药的用药护理

…………………………………（101）

第9章 心血管系统药 …………（103）

第一节 抗高血压药 ……………（103）

一、抗高血压药的分类 ………（103）

二、常用抗高血压药 …………（104）

三、抗高血压药用药护理 ……（108）

第二节 抗心力衰竭药 …………（109）

一、强心苷类 …………………（109）

二、其他抗心力衰竭药 ………（111）

第三节 抗心绞痛药 ……………（112）

一、硝酸酯类 …………………（113）

二、β 受体阻断药 ……………（113）

三、钙拮抗药 …………………（114）

四、抗心绞痛药用药护理 ……（114）

第四节 调血脂药 ………………（115）

一、常用调血脂药 ……………（115）

二、调血脂药用药护理 ………（116）

第五节 抗心律失常药 …………（116）

一、抗心律失常药的分类 ……（116）

二、常用抗心律失常药 ………（116）

三、抗心律失常药用药护理 …（117）

实践 9-1 抗高血压药的合理用

药与护理 …………（117）

实践 9-2 硝酸甘油的用药护理

…………………………………（118）

第10章 抗变态反应药 …………（120）

一、组胺及抗组胺药 …………（120）

二、钙剂 ………………………（122）

第11章 消化系统药物 …………（123）

第一节 抗消化性溃疡药 ………（123）

一、抗酸药 ……………………（123）

二、胃酸分泌抑制药 …………（124）

三、胃黏膜保护药 ……………（126）

四、抗幽门螺杆菌药 …………（127）

五、胃肠解痉药 ………………（127）

第二节 消化功能调节药 ………（127）

一、助消化药 …………………（127）

二、止吐药及胃肠动力药 ……（128）

三、泻药 ………………………（129）

四、止泻药 ……………………（130）

第12章 呼吸系统药 …………（132）

第一节 平喘药 …………………… （132）
一、支气管扩张药 ………………… （132）
二、抗炎平喘药 …………………… （134）
三、抗过敏平喘药 ………………… （134）
第二节 镇咳药 …………………… （135）
一、中枢性镇咳药 ………………… （135）
二、外周性镇咳药 ………………… （136）
第三节 祛痰药 …………………… （136）

第13章 子宫兴奋药与抑制药 …… （138）
一、常用的子宫兴奋药 …………… （138）
二、子宫兴奋药用药护理 ………… （140）
三、子宫平滑肌抑制药 …………… （140）

第14章 血液与造血系统药 ……… （142）
第一节 促凝血药 ………………… （142）
一、维生素 K ……………………… （142）
二、氨甲苯酸和氨甲环酸 ………… （143）
三、垂体后叶素 …………………… （143）
第二节 抗凝血药与溶栓药 ……… （143）
一、抗凝血药 ……………………… （143）
二、溶栓药 ………………………… （145）
第三节 抗贫血药 ………………… （145）
一、铁制剂 ………………………… （145）
二、叶酸 …………………………… （146）
三、维生素 B_{12} ……………………… （146）
第四节 血容量扩充药 …………… （147）
一、作用与应用 …………………… （147）
二、不良反应 ……………………… （147）

第15章 维生素与调节水、电解质和酸
　　　　碱平衡药 ………………… （148）
第一节 维生素 …………………… （148）
第二节 调节水、电解质与酸碱平衡药
　　　　…………………………… （150）
一、氯化钠 ………………………… （150）
二、氯化钾 ………………………… （150）
三、口服补液盐（ORS）………… （151）

四、碳酸氢钠 ……………………… （151）
五、乳酸钠 ………………………… （152）
实践15-1 氯化钾的用药护理
　　　　…………………………… （152）

第16章 激素及相关类药物 ……… （154）
第一节 肾上腺皮质激素类药 …… （154）
一、作用 …………………………… （154）
二、应用 …………………………… （155）
三、给药方法 ……………………… （156）
四、不良反应 ……………………… （157）
五、用药护理 ……………………… （157）
第二节 甲状腺激素与抗甲状腺药
　　　　…………………………… （158）
一、甲状腺激素 …………………… （158）
二、抗甲状腺药 …………………… （159）
第三节 胰岛素与口服降血糖药
　　　　…………………………… （161）
一、胰岛素 ………………………… （161）
二、口服降血糖药 ………………… （163）
第四节 性激素与抗生育药
　　　　…………………………… （164）
一、雌激素类药与抗雌激素药
　　　　…………………………… （164）
二、孕激素类药 …………………… （165）
三、雄激素类药与同化激素 …… （165）
四、抗生育药 ……………………… （166）
实践16-1 糖皮质激素的用药护理
　　　　…………………………… （167）
实践16-2 胰岛素与口服降血糖药
　　　　的用药护理 …………… （167）

第17章 生物制品 ………………… （169）
一、预防用生物制品 ……………… （169）
二、治疗用生物制品 ……………… （171）
《药物学基础》数字化辅助教学资料 … （173）
参考文献 …………………………… （177）

第 1 章

药物学基础总论

学习要点
1. 药物、药动学、药效学、药物的基本作用及药物作用的主要类型。
2. 药物的体内过程及其影响因素、药物的半衰期及血药浓度动态规律。
3. 影响药物作用的因素及联合用药、药物的相互作用。药物剂量的概念、量效关系。
4. 常用药物制剂、剂型及药品使用的基本知识。
5. 处方及用药医嘱的执行、药品说明书及药物治疗过程中的注意事项。

第一节 绪 论

一、概 述

随着中国进入老龄化社会,医药护理工作已由患者扩展到了健康人群,药物是保障人类健康的重要武器,也是临床治疗疾病的主要措施。医生、药师、护士,三者各司其职、密切配合是临床合理用药的根本保证。医护人员只有掌握药物的作用、应用、用法、用量及配伍禁忌等知识才能及时正确执行用药医嘱。另一方面还要熟悉药物的不良反应、用药注意事项等用药护理知识才能做好用药后的观察,提高医疗服务质量。在紧急情况下,医护人员还要掌握应对策略,进行初步药物应急处理,为进一步抢救治疗赢得宝贵时间。

二、药物的概念及研究对象

药物是指能调节机体的功能活动,用于预防、治疗和诊断疾病的化学物质。古人云:"是药三分毒。"药物与毒物之间无严格界限,任何药物使用不当均可产生不良反应损害机体,所以合理用药是防病治病的关键问题之一。

药物学基础是主要研究临床用药护理中药物与机体(或病原体)之间的相互作用规律,阐述药物的作用、临床应用、不良反应、用药注意事项及用药护理等的一门学科。其研究内容包括药效学和药动学两个部分(图 1-1):①研究药物对机体的作用和作用机制称为药物效应动力学,简称药效学;②研究机体对药物的影响及其动态变化规律称为药物代谢动力学,简称药动学,主要包括吸收、分布、生物转化(或称代谢)和排泄四个过程。药效学和药动学研究内容不同,但相互关联,共同影响药物的疗效。

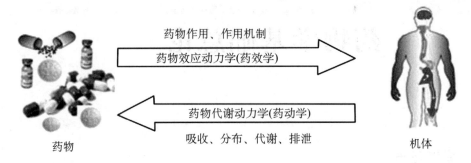

图 1-1　药效学与药动学

三、学习药物学基础的目的与方法

学习药物学基础必须注重理论联系实际,加强与基础医学和临床专业课程的联系,注重实用性,重点掌握药物的作用、应用、不良反应和用药注意事项等用药护理知识。在学习过程中重点把握各类药物的共性与不同药物的特性,掌握代表药及具体治疗的首选药,将同类其他药与代表药分析、对比,归纳特点,善于学习,从"学习要点"中把握章节重点,从"重点提示"中加深理解,强化记忆,从"讨论与思考"中提高能力,培养科学思维方法。

讨论与思考

患者,女,52 岁。夜间胃肠痉挛,医嘱阿托品 0.5mg,肌内注射,但医师在书写医嘱时误将阿托品 0.5mg 写为 5mg。护士遵医嘱肌内注射 1 支 5mg 阿托品,注射后患者腹痛症状缓解。20min 后患者出现烦躁不安、头痛、发热、皮肤干燥、说话和吞咽困难等症状。请问:①分析患者为什么会出现此症状,此事故中医师、药师和护士责任及造成原因。②如何才能做到合理用药?(提示:阿托品注射剂规格 0.5mg/1ml,1mg/1ml,5mg/1ml)

第二节　药物对机体的作用——药效学

药物作用是指药物对机体细胞的初始作用;药物效应是指继发于药物作用之后组织细胞功能或形态的变化,是机体对药物反应的表现。二者常互为通用,习惯称为药物作用。

一、药物基本作用

药物基本作用是指药物对机体原有功能活动的影响。凡能使机体功能活动增强的作用称为兴奋作用,如肾上腺素升高血压、尼可刹米使呼吸加快等均属于兴奋作用。能使机体功能活动减弱的作用称为抑制作用,如阿托品吗啡使呼吸变慢、阿司匹林解热等属于抑制作用。

二、药物作用的类型

(一) 局部作用与吸收作用

药物在用药部位出现的作用称为局部作用,例如酒精、碘酊的皮肤消毒作用等。药物从给药部位进入血液循环并分布到机体相应的组织器官而产生的作用称为吸收作用,例如氢氯噻嗪利尿作用、地西泮镇静催眠作用等。

重点提示

抗酸药中和胃酸,硫酸镁导泻,虽为口服给药,但属于局部作用。普鲁卡因用于浸润麻醉、传导麻醉等,虽为注射给药,却发挥局部作用。

(二) 选择作用

选择作用指药物对机体组织器官作用的选择性。选择性高的药物针对性强,疗效好;选择性低的药物作用广泛但不良反应较多。药物的选择作用是临床选择用药的依据,也是药物分类的依据。药物的选择性是相对的,随着剂量的增加,其作用范围逐渐扩大,选择性逐渐下降,如咖啡因小剂量选择性兴奋大脑皮质用于振奋精神,较大剂量兴奋延髓呼吸中枢用于抢救呼吸衰竭,剂量过大则会兴奋整个中枢,甚至引起惊厥。

(三) 药物的防治效果

药物的防治效果指药物作用的结果有利于改变人体的生理、生化功能和病理过程,使机体保持正常或使患病机体恢复正常,也称为药物的疗效。药物的防治作用,包括预防作用和治疗作用。

1. 预防作用　指提前用药防止疾病或症状发生的作用。《黄帝内经》提出的"不治已病,治未病"和汉代名著《淮南子》提出的"良医者,常治无病之病,故无病"均强调了预防作用的重要意义。特别对于目前尚无法彻底治愈的疾病,预防治疗尤为重要,如小儿接种卡介苗、健康人群注射乙肝疫苗和流感疫苗等。

2. 治疗作用　指能够消除病因或缓解症状以达到治疗效果的作用。根据治疗效果,治疗作用可分为对因治疗和对症治疗两类。

(1) 对因治疗:指针对病因进行的治疗,也称治本,其用药目的在于消除原发致病因子,彻底治愈疾病,如应用抗结核药杀灭体内结核杆菌治疗结核病等。

(2) 对症治疗:指针对疾病症状进行的治疗,也称为治标,用药目的在于改善症状,减轻患者痛苦,如阿司匹林解热、可待因镇咳、氨茶碱平喘等。对症治疗虽不能根除病因,但对病因未明或暂时无法根治的疾病非常必要,如激素治疗"非典"、晚期癌症应用吗啡镇痛等。

对因治疗能消除病因,达到根治疾病的目的,对因治疗十分重要。但如发生某些严重危及患者生命的症状如高热惊厥、休克等,对症治疗更为迫切,可防止病情恶化,降低病死率。临床上应遵循"急则治其标,缓则治其本"和"标本兼治"的原则。

(四) 不良反应

不良反应指不符合用药目的,并给机体带来不适或痛苦的反应。多数不良反应是药物固有的作用,在一般情况下是可以预知的。少数较严重、较难恢复的不良反应称为药源性疾病,例如氨基糖苷类抗生素引起的耳聋和肾损害、异烟肼引起的肝损害等。药物不良反应的主要类型有以下几种。

1. 副作用 指在治疗剂量下出现的，与用药目的无关的药物作用。主要由于药物的选择性低，药理效应涉及多个器官，当某一效应作为治疗目的时，其他作用就成为药物的不良反应，如阿托品用于治疗胃肠痉挛所致的胃肠绞痛时，可引起口干、便秘、心悸等不良反应。不良反应是药物本身固有的作用，危害较小，仅给患者带来不适并可以预知，护理人员在用药过程中，应告诉患者，避免产生不必要的恐慌。

2. 毒性反应 指用药剂量过大或用药时间过长或机体对药物的敏感性过强而产生的对机体有明显损害的反应。主要由于药物在体内浓度过高、作用过强引起。毒性反应一般也是可以预知的，但危害较大，应加以避免。用药后立即发生的毒性反应称为急性毒性，多损害循环、呼吸及神经系统功能；长期使用致体内药物蓄积过多而缓慢出现的毒性反应为慢性毒性，多损害肝、肾、骨髓、内分泌等器官系统功能。临床用药要严格掌握剂量、疗程，仔细观察，及时发现，尽量避免毒性反应的发生。

药物的致癌、致畸、致突变作用称为药物的"三致"作用，是药物的特殊慢性毒性反应，在用药过程中要密切防范。例如，20世纪50年代西德研制开发的一种治疗孕妇妊娠反应的药物沙利度胺（反应停），孕妇应用后产下手脚发育畸形的"海豹肢样"新生儿，是历史上典型的药物致畸事件，被称为"反应停事件"，是"20世纪最大的药物灾难"（图1-2）。

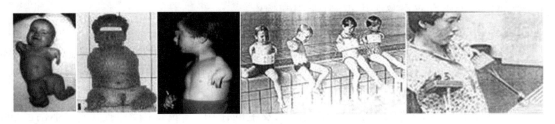

图1-2 沙利度胺引起的"海豹肢样"畸形儿

3. 后遗效应 指停药后血药浓度已降至最低有效浓度（阈浓度）以下时残存的药理效应，如晚上睡前服用巴比妥类药物催眠，次日清晨出现乏力、头晕、困倦等"宿醉现象"。

4. 变态反应 指少数过敏体质者产生的一种病理性免疫反应，又称过敏反应。过敏反应的发生与剂量无关，而与体质有关，常见于过敏体质患者，不易预知，危害轻重不一，表现为皮疹、药热、血管神经性水肿、哮喘等，严重者可发生过敏性休克甚至死亡。因此用药前要询问用药史和药物过敏史，有的药物在用药前还须按规定做药物过敏试验。药物过敏试验要准确配制药液，严格掌握操作方法，认真观察反应，正确判断结果，并做好急救准备。

5. 特异质反应 指少数特异体质患者对某些药物产生的一种特殊药物反应，是先天性遗传异常所致的药物反应，如体内缺乏葡萄糖-6-磷酸脱氢酶者应用磺胺药发生急性溶血。

重点提示

药物所致皮疹（又称药疹、药物性皮炎），通常表现为皮肤红斑、丘疹、斑块，同时伴有瘙痒；当影响到真皮及皮下组织时可发生血管性水肿，常伴有荨麻疹。药疹多为自限性，一旦发生，若治疗允许应立即停用该药，通常数小时后症状逐渐缓解。

(五) 长期用药引起的药物反应

长期反复应用某些药物可引起机体(含病原体)对药物反应发生变化,主要表现为耐受性、耐药性、药物依赖性和停药反应。

1. **耐受性与耐药性**　耐受性指机体连续多次应用某些药物后,药物疗效降低,须加大剂量才能达到应有的疗效。易引起耐受性的药物有巴比妥类、硝酸酯类、麻黄碱等。有的药物在短时间内反复应用可迅速产生耐受性,称为快速耐受性。如耐受性的产生是在长期连续用药后机体对药物的效应逐渐减弱,增加用药剂量还可维持原有的药效,称为慢速耐受性。对一种药物产生耐受性后,在应用同类其他药物时也会产生耐受性,这种现象称为交叉耐受性。

耐药性也称抗药性,指病原体或肿瘤细胞对反复使用的化学治疗药物的敏感性降低。滥用抗菌药物是产生耐药性的重要原因,临床要合理应用抗菌药物,防止耐药性的产生。

2. **药物依赖性**　指长期反复使用某些药物后,机体对该药物产生了生理性或精神性依赖和需求。药物的依赖性一旦形成,需要继续用药,停药则会产生不适、痛苦甚至严重的生理功能紊乱。药物的依赖性分为精神依赖性和生理依赖性。精神依赖性又称习惯性,指某些药物连续应用一段时间后停药,患者出现主观不适并产生强烈的用药欲望,希望继续用药以满足需求,例如对烟酒的依赖属于习惯性。生理依赖性又称成瘾性,指有些药物反复应用后突然停药,用药者会出现极度痛苦和一系列严重的生理功能紊乱等戒断症状,如不安、出汗、流泪、呕吐、腹泻、惊厥等,甚至危及生命,再次用药后症状消失。药物生理依赖性一旦产生,用药者为求得药物,常不择手段,甚至丧失道德人格,对家庭和社会造成极大危害。对易产生药物依赖性的药物如麻醉药品、精神药品等,护理人员应按国家有关规定使用。

3. **停药反应**　指长期应用某种药物治疗某些疾病时突然停药会使原有疾病加重,又称反跳现象。有停药反应的药物应用时不能突然停药,应逐渐减量,例如长期应用苯妥英钠治疗癫痫大发作突然停药会诱发癫痫持续状态。

重点提示

麻醉药指能暂时引起机体感觉(特别是痛觉)消失,以便于手术的药物,包括局部麻醉药和全身麻醉药。麻醉药品指具有生理依赖性的药品,如阿片类、大麻类和其他合成麻醉药品等。药物滥用系指与医疗目的无关,用药者采用自身给药的方式,反复大量使用有依赖性的药物。

三、药物的作用机制

药物作用机制主要是研究药物如何发挥作用的。药物的种类繁多,作用机制也较为复杂,归纳有以下几种方式。

(一) 药物-受体作用机制

大多数药物的作用是通过与受体结合而呈现的。药物通过受体呈现药理作用取决于药物与受体的亲和力和内在活性。亲和力指药物与受体结合的能力;内在活性指药物与受体结合时能激动受体的能力。

1. **受体激动药**　又称受体兴奋药,指与受体既有亲和力又有内在活性能激动受体产生效应的药物。根据药物内在活性大小,受体激动药又分为完全激动药和部分激动药。完全激动药有较强的亲和力和内在活性;而部分激动药有较强的亲和力,却只有较弱的内在活性。部分激动药单独使用时有较弱的激动药效应,但与完全激动药合用时则对抗完全激动药的效应。

2. 受体阻断药 又称受体拮抗药,指与受体有亲和力而无内在活性的药物。受体阻断药与受体结合后,阻碍了激动药与受体的结合,与受体激动药有对抗作用。

(二) 药物通过其他机制产生药物作用

1. 影响酶的活性 阿司匹林抑制体内环氧酶,发挥解热、镇痛、抗炎抗风湿作用;奥美拉唑抑制胃黏膜 H^+-K^+-ATP 酶,抑制胃酸的分泌。

2. 参与或干扰细胞代谢 铁剂可参与血红蛋白的形成,用于治疗缺铁性贫血;胰岛素参与糖代谢,降低血糖,可用于治疗糖尿病。

3. 影响生理物质的转运 氢氯噻嗪抑制肾小管 Na^+ 的再吸收发挥利尿作用。

4. 影响核酸的代谢 许多抗癌药通过影响 DNA 和 RNA 的代谢产生抗癌作用。

5. 影响免疫功能 糖皮质激素能抑制机体的免疫功能,用于器官移植时的排斥反应。

6. 改变理化环境 甘露醇提高血浆渗透压产生脱水作用;抗酸药中和胃酸治疗溃疡病。

讨论与思考

20 世纪 90 年代统计,我国聋、哑儿童达 180 余万人。其中药物致耳聋者占 60%,约 100 万人,并每年以 2 万~4 万递增。2005 年春节晚会《千手观音》的节目震撼了所有观众,如此精彩的节目是由一群聋哑女孩演绎的,21 位演员中 18 人由于使用氨基糖苷类抗生素致聋,使她们坠入了无声的世界。请问:①药物的不良反应有哪些类型、有何区别?②如何预防药物的不良反应?

第三节 机体对药物的影响——药动学

体内药物浓度随时间的变化而变化,药物的体内过程包括吸收、分布、代谢和排泄四个基本过程,简称 ADME 过程(图 1-3),这四个过程是一个动态变化过程,影响药物的作用。

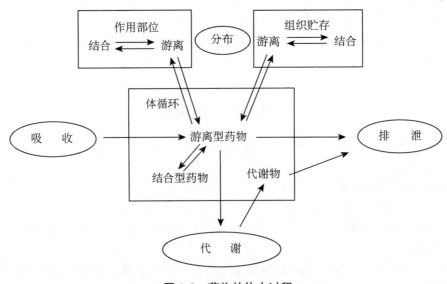

图 1-3 药物的体内过程

药物由用药部位吸收入血,再分布到相应的组织器官产生全身作用;药物发挥作用后其代谢产物最后也要排出体外,这些过程药物均要通过各种生物膜,即药物的跨膜转运,分为被动转运和主动转运,前者包括滤过(水溶性扩散)、简单扩散(脂溶性扩散)和易化扩散(图1-4)。

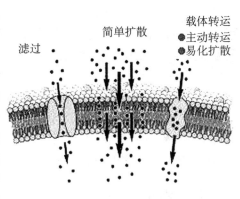

图 1-4　药物跨膜转运的方式

1. **被动转运**　指药物从细胞膜浓度高的一侧向浓度低的一侧转运,其转运依赖细胞膜两侧的浓度梯度,浓度差越大,转运速度越快。绝大多数药物按简单扩散方式通过生物膜。因细胞膜为脂质的双分子层结构,故脂溶性高、分子小、极性小及非解离型药物容易转运。离子状态药物极性高,不易通过细胞膜的脂质层。

2. **主动转运**　指药物从浓度低的一侧向浓度高的一侧转运,如肾上腺素能神经末梢对去甲肾上腺素的再摄取和一些具有重要生理作用的离子的转运属于主动转运。

一、吸　收

药物从给药部位进入血液循环的过程称为吸收。不同的给药途径,药物吸收入血的速度和量不同(图1-5),从而影响药物作用的快慢和强弱。常用给药途径吸收速度顺序依次为:气雾吸入>腹腔注射>舌下含服>直肠给药>肌内注射>皮下注射>口服>经皮给药。

(一)消化道给药

口服是最常用、最安全和最简便的给药途径。小肠内 pH 接近中性,黏膜吸收面积大,血流丰富,是药物从消化道吸收的主要部位。口服给药的药物需经消化道吸收,故口服给药疗效发挥较慢。大多数药物口服能充分吸收,有些口服药物在经门静脉进入肝吸收过程中部分被

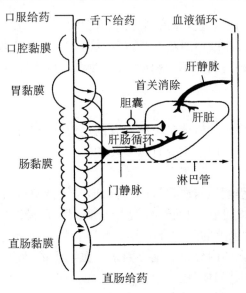

图 1-5　药物首关消除

肝和胃肠道的某些酶代谢灭活，进入体循环的药量减少，作用减弱，这种现象称为首关消除，又称首关效应(图1-5)。首关消除明显的药物如硝酸甘油等不宜口服。舌下含服和直肠给药可避免首关消除，吸收迅速，但给药剂量受限。

(二)注射给药

静脉给药包括静脉注射和静脉滴注。因静脉给药没有吸收过程，药物可迅速准确地进入血液循环发挥作用；但因以很高的浓度、极快的速度到达靶器官，故静脉给药较危险。药物水溶液肌内注射，药物通过毛细血管壁进入血液，吸收较快。皮下注射药物吸收较肌内注射吸收慢，有刺激性的药物可引起剧痛。

重点提示

静脉滴注速度应根据患者年龄、病情、药物性质进行调节，一般成人每分钟40~60滴，儿童每分钟20~40滴。对年老、体弱、婴幼儿和有心肺疾病的人输液速度宜慢；对严重脱水、心肺功能良好的患者输液速度可适当加快。一般溶液输入速度可稍快；而高渗盐水、含钾药物、升压药物输入速度宜慢。

(三)吸入给药

肺泡表面积大，血流量丰富，药物可通过吸入给药被迅速吸收入流经肺泡的血液。气态或易气化的药物如吸入性麻醉药等可采用呼吸道吸入给药。用雾化装置将药液分散成细小的雾滴，悬浮在气体中经鼻或口吸入称为雾化吸入，分为超声雾化吸入、氧气雾化吸入、手压式雾化吸入等。

(四)经皮肤黏膜给药

皮肤黏膜给药大多在皮肤、眼、鼻、咽喉和阴道等部位用药发挥局部作用。有的药物也可采用经皮肤黏膜给药方式使药物缓慢吸收延长作用时间，如硝酸甘油缓释贴皮剂预防心绞痛发作。

给予一定剂量的药物，到达全身血液循环内的药物量的百分率称生物利用度，其计算公式为：生物利用度＝(吸收进入体循环的药量/给药剂量)×100%。生物利用度是评价药物制剂质量的一个重要指标。同一种药物的不同剂型，其生物利用度不同，血药浓度也有差别。

二、分 布

药物吸收后经血液循环到达机体各组织器官的过程称为药物的分布。药物在体内的分布是不均匀的。影响药物分布的因素主要有以下几种。

(一)与血浆蛋白结合

药物在血液中可不同程度地与血浆蛋白结合，形成结合型药物，未结合的药物为游离型药物。结合型药物不易透出血管壁，因而暂时失去药理活性，由游离型药物发挥作用。药物与血浆蛋白结合是可逆的，两种以上的药物合用可发生与血浆蛋白结合的竞争现象。药物与血浆蛋白的结合率是影响药物在体内分布的重要因素。血浆蛋白结合率高的药物显效慢，但作用持续时间长；反之显效快，维持时间短。

(二)与组织的亲和力

药物与某些组织有较高的亲和力，在该组织中浓度高，如碘在甲状腺、氯喹在肝中浓度较高。药物与组织亲和力强弱是造成药物选择作用的重要原因。

(三)局部器官血流量

人体各组织器官的血流量是不均一的。血流量大的组织器官如肝、肾、脑等器官药物分布较快,首先在这些组织器官中建立动态平衡,然后再向血流量少的组织转移。

(四)药物的理化性质和体液 pH

弱酸性或弱碱性药物在体内的分布受体液 pH 的影响。细胞内液 pH(约为 7.0)略低于细胞外液 pH(约为 7.4),弱酸性药物在较碱性的细胞外液中解离增多,脂溶性降低,不易进入细胞内,因而细胞外液浓度高于细胞内,弱碱性药物则相反。提高血液 pH 可减少弱酸性药进入细胞内。因此,巴比妥类等弱酸性药物中毒时,用碳酸氢钠碱化血液可减少该类药物进入脑细胞及促进药物由脑细胞向血液转移,碱化尿液可阻止药物在肾小管的重吸收,促进药物从尿中排出,这是临床上抢救巴比妥类等弱酸性药物中毒的重要措施。

(五)体内屏障

1. 血脑屏障 血脑屏障是血-脑、血-脑脊液及脑脊液-脑三种屏障的总称。脑组织内的毛细血管内皮细胞紧密相连,内皮细胞间没有间隙,且外表面为星形胶质细胞包围,故药物一般较难穿透血脑屏障。只有脂溶性高、血浆蛋白结合率低和小分子的药物才能通过简单扩散方式通过血脑屏障进入脑组织,故治疗脑部疾病应选用易透入血脑屏障的药物。婴幼儿血脑屏障不完善,用药剂量不宜过大,否则会影响脑部神经组织的发育。

2. 胎盘屏障 指胎盘绒毛与子宫血窦间的屏障,其通透性与一般毛细血管无显著差别。几乎所有药物均能从母体通过胎盘进入胎儿体内,因而在妊娠期间应禁用对胎儿生长发育有影响的药物。

3. 血眼屏障 药物在房水、晶状体和玻璃体等组织的浓度远低于血液,故眼部疾病多以局部应用药物较好。

三、代 谢

药物在体内发生化学结构的改变称为药物的代谢或生物转化。肝是药物代谢的主要器官,其次胃肠黏膜、肾、脑等也参与药物代谢。大多数药物经代谢后作用降低或完全消失称"灭活"。少数药物经代谢后,其代谢产物仍然具有药理活性;极少数前体药物进入机体后需要经过生物转化后才能成为有活性的药物称"活化"。药物代谢的方式包括氧化、还原、水解和结合反应。

药物的代谢需要酶的参与,体内药物代谢酶分为特异性酶和非特异性酶。特异性酶能催化特定底物的代谢,如胆碱酯酶催化乙酰胆碱水解等。非特异性酶主要指肝微粒体混合功能酶系统(细胞色素 P_{450} 氧化酶),此酶系统能促进许多药物代谢,又称肝药酶,其特点:①专一性低,能对许多药物进行催化代谢;②个体差异大;③含量和性质不稳定,易受药物及病理状态等其他因素的影响。凡能增强药酶活性的药物称为药酶诱导药,如苯妥英钠、苯巴比妥、利福平等。药酶诱导药可以加速某些药物和自身的转化,这是药物产生耐受性的原因之一。凡能降低药酶活性的药物称为药酶抑制药,如氯霉素、异烟肼等。药酶抑制药可抑制药酶,使自身或其他药物代谢减慢,药效增强,甚至出现毒性反应,故联合用药时应多加注意。

四、排 泄

药物的排泄指药物及其代谢产物排出体外的过程。肾脏是药物排泄的主要器官,其次肠道、胆道、肺、唾液腺、乳腺和汗腺等也参与药物的排泄。

(一)肾脏排泄

肾脏排泄药物的主要方式为肾小球滤过,其次是肾小管分泌。经肾小球滤过的药物在肾小管中可有不同程度的重吸收,重吸收的多少与药物的脂溶性、解离度、尿液的 pH 有关。脂溶性高、非解离型的药物重吸收多,排泄慢。增加尿量,可降低尿液中药物的浓度,加快药物的排泄。改变尿液的 pH 可使药物的解离程度发生变化,对弱酸性或弱碱性药物的排泄影响较大。临床利用改变尿液 pH 的办法加速药物排泄抢救药物中毒。

(二)消化道排泄

有些药物自血浆通过胃肠道壁脂质膜以被动转运方式排入胃肠腔内,最终随粪便排泄。被分泌到胆汁内的药物及其代谢产物经胆道及胆总管进入肠腔,然后经粪便排出。一些药物排入肠腔后有部分可再经小肠上皮细胞吸收经肝进入血液循环,这种肝、胆汁、小肠间的药物循环称为肠肝循环(图 1-5)。肠肝循环使药物排泄减慢,作用时间延长,有时也可能导致药物蓄积中毒。

(三)其他途径排泄

乳汁偏酸性,一些弱碱性药物如吗啡、阿托品等易自乳腺排出,可对乳儿产生不利影响,故哺乳期妇女用药慎重。此外,少数药物也可经唾液腺、汗腺、肺脏、皮肤和头发等排泄。检测呼出气中的乙醇含量是诊断酒后驾车的快速简便方法。

五、药物的消除与蓄积

药物的消除指因体内药物分布代谢和排泄,血药物浓度逐渐下降的过程。反复多次给药后,药物进入体内的速度大于消除速度,体内血药浓度逐渐增高,称为药物的蓄积。合理的药物蓄积可使药物达到有效治疗水平,取得满意的治疗效果,而蓄积过度,则会引起蓄积中毒。

六、半 衰 期

药物半衰期($t_{1/2}$)指血浆药物浓度下降一半所需要的时间,其反映药物消除的快慢。$t_{1/2}$短,药物消除快,作用时间短;反之药物消除得慢,药物作用时间长。药物 $t_{1/2}$ 是确定给药间隔时间的主要依据,通常间隔一个 $t_{1/2}$ 给药一次。根据药物 $t_{1/2}$ 还可预测停药后药物从体内消除所需要的时间。一般情况下,停药后经过 4~5 个 $t_{1/2}$,药物基本消除。

七、体内药量与血药浓度的时间变化过程

药物进入机体后,体内药量和血药浓度随时间变化而变化,可用药-时曲线表示。

(一)一次性给药的药-时曲线

不同给药途径药-时曲线不同(图 1-6)。静脉注射因无吸收过程,血药浓度高,下降也快;肌内注射、皮下注射和口服均需吸收,给药后血药浓度逐渐上升,达峰值后下降。

口服给药后随着药物的吸收增多,血药浓度逐渐上升,达到最小有效血药浓度(阈浓度)时开始出现药物效应。在出现效应前的一段时间称为潜伏期。从给药至峰浓度的时间称为达峰时间;之后血药浓度逐渐下降,当达到最小有效浓度时,药物效应开始消失。从效应出现到效应基本消失这段时间,是维持有效血药浓度或基本效应的时间,称为药物效应持续期。而体内药物已降至有效浓度以下,但又未从体内完全消除的时间称为残留期(图 1-7)。

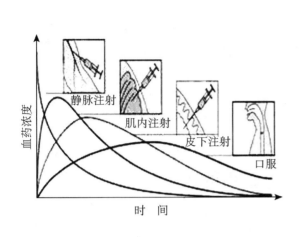

图 1-6　不同给药途径的药-时曲线

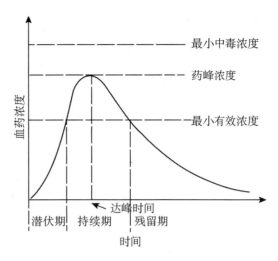

图 1-7　非静脉给药的药-时曲线

(二) 多次给药的稳态血药浓度

临床口服给药,以 $t_{1/2}$ 为给药间隔时间,连续恒量给药,经 4~5 次给药后,基本达到稳态血药浓度(Css)也称坪值(图 1-8)。为了取得很好的疗效,临床用药多采用维持量多次间歇给药或持续滴注,使稳态血药浓度维持在治疗浓度范围内。因维持量给药通常需要 4~5 个 $t_{1/2}$ 才能达到稳态血药浓度,增加剂量或者缩短给药间隔时间均不能提前达到稳态血药浓度,只能提高药物浓度,因此如果患者急需达到稳态治疗浓度以迅速控制病情时,可采用首次用药剂量加倍的负荷量给药(图 1-8),使稳态治疗浓度提前产生,然后再给予维持量,如利多卡因的 $t_{1/2}$ 是 1h,对心肌梗死后的心律失常需利多卡因立即控制症状,如以维持量静脉滴注,患者须等待 4~5h 才能达到治疗浓度,因而必须使用负荷量。

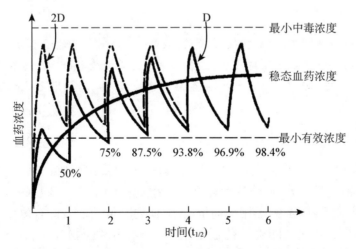

图 1-8　恒量多次给药的药-时曲线

实齿线:剂量 D,间隔 $t_{1/2}$;虚齿线:首次剂量 2D,后用 D,间隔 $t_{1/2}$

讨论与思考

1. 某患者服用苯巴比妥中毒,医师给予洗胃、吸氧、利尿药、呼吸兴奋药及碳酸氢钠解救。请问:①为什么用碳酸氢钠解救?②请描述该药的体内过程。

2. 患者,女,38 岁,因胃十二指肠溃疡到某基层医院住院治疗。医师要求患者做血常规及肝肾功能化验检查,患者拒绝化验检查,认为住院就是为了尽早用药,何必检查肝肾功能,浪费时间和金钱。请问:①你认为患者观念是否正确?②你作为护士应该如何向患者解释?③肝肾功能不良对用药有何影响?如何做好肝肾功能不良患者的用药护理?

第四节　影响药物作用的因素

一、药物方面的因素

(一) 药物的剂型和给药方法

不同的剂型采用不同的给药方法,通常同一药物的不同剂型作用相似,但因给药方法不同,药物作用的快慢、强弱和维持时间的长短有所不同。一般而言,注射剂比口服剂型吸收快;口服给药时,溶液剂吸收最快,散剂次之,片剂和胶囊剂较慢。吸收快的剂型,血药浓度达峰时间较短,故起效快;吸收慢的剂型,因其潜伏期长,故起效慢,维持时间长。个别药物给药途径不同,可产生不同的作用,如硫酸镁口服可产生导泻、利胆作用,而注射给药则有降压和抗惊厥作用。利多卡因局部给药产生局部麻醉作用,而静脉注射产生抗心律失常作用。

服用药物也因剂型不同有特殊要求,例如颗粒剂宜加开水溶解后冲服;胶囊应整粒服用;片剂用水吞服;含片则要口腔或舌下含服,不得吞服;薄膜片、泡腾片、咀嚼片可嚼碎或溶化后服用;而肠衣片、控释片、缓释片、多层片必须整片吞服,否则影响疗效。

重点提示

> 缓释制剂和控释制剂可使药物缓慢释放,吸收时间较长,可延长有效血药浓度,减少用药次数;另外还能使血药浓度保持平稳,避免过高、过低的峰谷现象,使不良反应减少。但老年人尽量避免用缓释制剂,因为老年人胃肠吸收减慢,加之多有便秘使药物吸收时间过长而容易蓄积中毒。

(二) 剂量

剂量指用药的分量。在一定范围内,剂量与血药浓度及作用成正比,剂量越大、血药浓度越高、作用越强。但剂量过大,血药浓度过高则会引起药物中毒。药物的量-效关系反映用药剂量与效应的对应关系(图 1-9)。用药剂量过小,体内药量低于最低有效血药浓度,不产生药物效应的剂量,称为无效量。随着给药剂量增加,开始出现药物效应,此剂量为最小有效量(阈剂量)。给药剂量继续加大,直至出现最大治疗效应,此时的剂量为最大治疗量,又称极量。极量是治疗允许使用的最高剂量,超过极量有可能引起药物中毒。从最小有效量到极量之间的剂量范围为治疗量。超过极量继续给药,血药浓度继续增高,引起毒性反应的最小剂量为最小中毒量。引起死亡的剂量为致死量。在临床用药时,为了使疗效可靠且用药安全,常采用比最小有效量大些,比极量小些的剂量,此剂量为常用量。

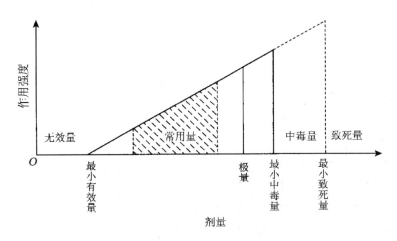

图 1-9　剂量与作用的关系(量效关系)

重点提示

　　效能指产生最大效应的能力。效价强度指能引起等效反应的相对剂量,其值越小则效价强度越大。效能与效价强度含义不同,二者并不平行。

　　药品用量应当按照《药典》和药品说明书规定的常规用法、用量使用,既要发挥药物的防治作用,又要防止药物中毒。用药剂量通常不能超过极量,如医师根据病情需要用药剂量超过极量时,应由医师在相关医嘱剂量处加上惊叹号并签字确认,护士方可执行。

　　(三)给药时间、次数和疗程

　　用药时间可影响药物的疗效,例如饭前服药、饭时服药、饭后服药、睡前服药、必要时服药、清晨顿服法等。有的药物要按人体的生物节律给药,如肾上腺皮质激素常采用清晨顿服法,符合肾上腺皮质素的生理分泌规律,可减少不良反应。

　　给药次数和疗程对于维持稳定血药浓度和疗效也很重要,需根据药物的 $t_{1/2}$、病情及患者的具体情况综合考虑确定。一般情况下,症状消失后即可停药,有些疾病在症状消失后仍需用药一段时间,以巩固疗效,如抗菌药治疗细菌感染性疾病。

　　(四)联合用药与药物的相互作用

　　为了提高疗效,减少不良反应,防止耐受性或耐药性的发生,常将两种或两种以上的药物合用或先后序贯应用,称为联合用药(配伍用药)。联合用药引起的药物作用与效应发生变化称为药物的相互作用。

　　1. 药物在体外的相互作用　指药物体外配伍时发生的物理或化学性相互作用。如药物体外配伍使药效降低或产生有毒物质等称为配伍禁忌。静脉输液或注射器内药物配伍禁忌较为多见,有配伍禁忌的药物不能配伍使用。护理人员在调配药物时,要注意避免药物的配伍禁忌,选择合适的给药途径和顺序,必要时查询药物配伍禁忌表(图 1-10)。

分类	编号	1	2	3	4	5	6	7	8	9	10	11	12	13	14	药物(pH)
输液	1															0.9%氯化钠溶液pH 4.5~7
	2	-														林格液pH4.5~7
	3	-	-													葡萄糖溶液(5%、10%) pH 3.5~5.5
	4	-	-	-												葡萄糖氯化钠溶液pH 3.5~5.5
抗生素	5	-	-	-	-											青霉素钠(10万U/1ml) pH 5.0~7.0
	6	±	±	○	±	●										乳糖酸红霉素(50mg/1ml) pH 6.0~7.5※
	7	-	○	-	-	●	●									盐酸四环素(50mg/1ml) pH 2.0~2.8
	8	-	-	-	-	○	●	●								氯霉素(0.2%) pH 5.4~7.5※
盐类	9	-	-	○	-	●	●	+	±							磷酸氢钠(5%) pH 8.2~8.3
心血管药	10	-	-	-	-	-	±	±	±	-						多巴胺(10mg/1ml) pH 4.4~5.4
	11	○	-	-	-	-	±	±	±	○	○					硝普钠(2.5%/1ml) pH 5.0~7.0
呼吸系统药	12	-	-	-	-	○	●	+	±	-	-	○				氨茶碱(2.5%) pH 8.6~9.3
中枢兴奋药	13	-	-	-	-	-	±	±	-	±	±	○	-			尼可刹米(25%) pH 5.5~7.0
中枢抑制药	14	-	-	-	±	±	±	±	±	±	±	±	±	±		地西泮(0.2mg/1ml) pH 5.5~7.2※
利尿药	15	-	-	-	-	-	+	▲	±	-	○	-	-	-	±	呋塞米(10mg/1ml) pH 8.7~9.3

说明：
1. "－"示配伍后溶液澄明，无外观变化，可配伍。
2. "＋"示有浑浊、沉淀或变色，不能配伍。
3. "±"示浓溶液配伍后浑浊或沉淀，若将其中一种药先在输液中稀释，再加另一种药物可澄明。
4. "○"示配伍后药液效价降低，但外观无变化，不能配伍。
5. "●"示配伍时药液效价降低，并有浑浊、沉淀或变色，不能配伍。
6. "▲"示毒性增加，并有浑浊、沉淀或变色，不能配伍。
7. "※"示①红霉素先稀释（如注射用水）后再与其他药配伍；②氯霉素、地西泮注射液应先稀释，否则析出沉淀

图 1-10 静脉给药配伍禁忌表

重点提示

药物配伍变化分为：①可见的配伍变化，如溶液产生浑浊、产气、沉淀、结晶及变色，护理人员仔细观察可以避免；②不可见配伍变化，包括水解反应、效价下降等，肉眼不能直接观察到，临床用药配伍时要密切防范。

2. 药物在体内的相互作用　指药物在体内发生的药效学与药动学方面的相互作用。

（1）药动学方面的相互作用：指药物在吸收、分布、代谢和排泄方面的相互作用。主要表现在：①胃肠蠕动、胃的排空、消化液的分泌、pH 等均可影响口服药物的吸收，如四环素与铁剂同时服用可影响铁剂的吸收；②血浆蛋白结合率高的药物可将结合率低的药物从血浆蛋白置换下来，使后者作用增强或毒性增加，如阿司匹林与降血糖药格列齐特合用可使后者降糖作用

增强,甚至引起低血糖反应;③药酶诱导药与药酶抑制药可影响药物代谢而影响药物的效应;④尿液 pH 及肾小管的分泌等可通过影响药物的排泄而影响药物的疗效,如碱化尿液既可促进弱酸性药物的排泄,也可增强氨基苷类抗生素在泌尿系统的抗菌效果。

(2)药效学方面的相互作用:指药物对靶系统、靶器官或靶细胞的作用被其他药物所改变。药物合用使药物作用增强称为协同作用,使药物作用减弱称为拮抗作用。如吗啡与阿托品合用治疗胆绞痛,前者具有镇痛作用,后者可解除胆道痉挛,两药合用可使疗效增强,产生协同作用。沙丁胺醇能扩张支气管,而普萘洛尔会引起支气管痉挛,若两药合用,可产生拮抗作用使疗效减弱。

二、机体方面的因素

(一)年龄

小儿组织器官功能处于发育时期,新陈代谢旺盛,血脑屏障及肝肾功能尚不成熟等因素影响药物的作用,故儿童用药要权衡利弊,慎重选药。此外由于小儿年龄和体重的差异,用药剂量有所不同。儿童用药剂量的计算方法可根据年龄(表 1-1)、体重或体表面积计算。

表 1-1　老幼剂量折算表

年龄	剂量	年龄	剂量
初生至 1 月龄	成人剂量的 1/18~1/14	6~9 岁	成人剂量的 2/5~1/2
1~6 月龄	成人剂量的 1/14~1/7	9~14 岁	成人剂量的 1/2~2/3
6 月龄至 1 岁	成人剂量的 1/7~1/5	14~18 岁	成人剂量的 2/3 至全量
1~2 岁	成人剂量的 1/5~1/4	18~60 岁	成人剂量的 3/4 至全量
2~4 岁	成人剂量的 1/4~1/3	60 岁以上	成人剂量的 3/4
4~6 岁	成人剂量的 1/3~2/5		

注:本表仅供参考,尤其新生儿和幼儿应按体重和体表面积进行给药剂量换算更准确同时使用时可根据患者体质、病情及药物性质等因素斟酌决定。

老年人的生理功能及调节机制逐渐减退,如老年人体液占体重的比例小,脂肪比例增加,蛋白质合成减少,肝肾功能降低等因素等均影响用药效果,因此老年人用药剂量要适当减少,一般为成年人的 3/4。此外,老年人的记忆力减退,用药依从性较差,在用药护理中,应详细向老年患者讲解服药方法,防止因误服、漏服影响疗效或产生毒性反应。

(二)性别

通常性别对药物的反应无明显差异,但妇女的月经期、妊娠、分娩、哺乳等特殊生理期用药应慎重,例如在月经期和妊娠期禁用剧泻药和抗凝血药,妊娠早期禁用抗代谢药和激素类药物等已知的致畸药物。

(三)个体差异与遗传因素

在年龄、性别、体重等基本条件相同的情况下,多数人对药物的反应是相似的,但有时也存在差异,这种因人而异的药物反应差异称为个体差异(与遗传因素有密切关系)。因此临床用药要针对不同患者和疾病坚持用药个体化原则。

（四）心理因素

药物的疗效除了受生物因素等影响外,还与心理因素密切相关,例如患者在接受药物治疗时的心理状态、对医护人员信任程度、迷药和拒药心理、药物形状等。情绪乐观、信任医护人员及药物,有利于药物发挥疗效,如对于偏头痛、高血压、神经官能症、术后疼痛等疾病,即使应用不含药理活性成分、仅在外观和口味上与有药理活性成分的真实药物完全相同的安慰剂,也可通过影响患者的心理状态产生安慰剂疗效。

（五）病理因素

病理因素能影响药物的作用,如阿司匹林可使发热者的体温下降,而对体温正常者无影响。当肝、肾功能低下,药物代谢、排泄速度减慢时,应用某些药物会产生严重的不良反应。因此,用药前要详细了解患者病史及病理状态,充分考虑并严密观察病情及用药效果。

讨论与思考

患者,男,4 岁,临床诊断为支气管炎。医师处方:5% 葡萄糖氯化钠注射液 250ml,注射用头孢曲松钠 2.0g,地塞米松注射液 2mg,静脉注射。患儿用药 1min 后出现烦躁、流涕、口吐白痰、口唇发绀,医护职员立即封闭输液,采取急救措施,30min 后抢救无效死亡。请问:①分析患儿死亡的主要原因;②临床配伍用药要注意哪些问题?

第五节 药物应用护理的相关知识

一、药品与药典

药品指用于预防、治疗、诊断疾病,有目的地调节人的生理功能并规定有适应证或者功能与主治、用法和用量的物质,包括中药材、中药饮片、中成药、化学原料药及其制剂、抗生素、生化药品、放射性药品、血清、疫苗、血液制品和诊断药品等。

药典指政府颁布的记载药品标准和规格的法典,可作为药品生产、检验、供应和使用的依据。《中华人民共和国药典》定期修订,于 1953 年、1963 年、1977 年、1985 年、1990 年、2000年、2005 年、2010 年和 2015 年共颁布过 10 个版本。

二、药品的名称

药品的名称有通用名、商品名和化学名等。通用名是中国药典委员会按照"中国药品通用名称命名原则"制定的药品名称,可作为国家药典收载的法定名称。教科书、期刊、药物手册等均应按规定使用药品通用名。商品名指药厂生产新药时,向政府管理部门申请许可证时所用的专属名称,如普萘洛尔的商品名为心得安。在学术刊物和著作中不能使用商品名。化学名指依据药物的化学组成按公认的命名法给药品命名,化学名因过于烦琐,临床很少采用。国际非专利名是世界卫生组织制定的药物(原料药)的国际通用名(INN)。

三、药品的分类与特殊管理药品

药品的分类方法很多,按习惯常分为西药、中药和中成药;按给药途径分为口服药、外用药和注射用药;按药物的自然状态分为天然药品、化学药品和生物药品;按药物产地不同分为国产药和进口药;按国家药品分类管理规定,分为处方药、非处方药和特殊管理药品。

重点提示

①新药指未曾在中国境内上市销售的药品,已上市药品改变剂型、改变给药途径的,按照新药管理。②中药指以中医药理论为指导,用以防病、治病和保健的药物。③中成药指以中草药为原料,按一定的治病原则配方、加工制成各种不同剂型的中药制品,包括丸、散、膏、丹等各种剂型。④生物药品指应用微生物学、免疫学和生物化学等理论和方法制成的,如血液制品、疫苗、菌苗和抗毒素等。

(一) 处方药与非处方药

1. 处方药　指必须凭执业医师或助理执业医师的处方才可调配、购买和使用的药品。处方药不得在大众媒体进行宣传。

2. 非处方药　指经国家药政管理部门批准,不需要凭执业医师或助理执业医师的处方,即可按药品说明书自行判断、购买和使用的安全有效的药品,又称为"柜台药"(OTC)。非处方药根据药物的安全性又分为甲类和乙类。甲类非处方药(封三彩图 1)可由执业药师指导使用;乙类非处方药(封三彩图 2)可由消费者自行判断、购买使用。非处方药临床应用安全,药效明显,质量稳定,应用方便,易于保管,按药品说明书应用一般不会引起严重不良反应及药物依赖性。非处方药的安全性是相对的,长期过量应用会产生不良反应,应严格按说明书使用,有问题及时向医务人员咨询或到医院就诊。

(二) 特殊管理药品

特殊管理药品指由国家药品行政和有关部门指定的单位生产、管理和经营的药品,如麻醉药品、精神药品、剧毒药品、放射性药品等。这些药品如果应用不当会给社会和个人带来危害,要严格按国家有关规定进行管理和使用。麻醉药品和精神药品处方有严格的剂量控制要求(表 1-2)。

表 1-2　麻醉药品和精神药品处方剂量控制(每张处方)表

药品类别	患者类型	注射剂型	其他剂型	控缓释剂型
麻醉药品	门急诊患者	1 次常用量	不得超过 3 日常用量	不得超过 7 日常用量
第一类精神药品	门急诊癌症患者和中重度疼痛住院患者	不得超过 3 日常用量	不得超过 7 日常用量	不得超过 15 日常用量
		所有剂型均要求逐日开具,为 1 日常用量		
第二类精神药品	所有患者	不得超过 7 日常用量,某些特殊情况,处方用量可适当延长,医师应当注明理由		
特别管制的麻醉药品	盐酸二氢埃托啡处方为一次常用量,仅限于二级以上医院使用;盐酸哌替啶处方为一次常用量,仅限于医疗机构内使用			

1. 麻醉药品　包括阿片类、可卡因类和大麻类。该类药物连续应用可产生生理依赖性,导致成瘾性,其专用标识(封三彩图3)。临床上对此类药品实行五专(专人、专用处方、专柜加锁、专账、专册)管理,从领取到应用都应遵守严格的程序,处方应保存3年备查。

2. 精神药品　包括镇静催眠药、苯丙胺类中枢兴奋药和致幻药等。该类药品直接作用于中枢神经系统,产生兴奋或抑制作用,连续应用产生精神依赖性,其专用标识(封三彩图4)。依据依赖的程度和危害,分为第一类精神药品和第二类精神药品;第一类精神药品(如丁丙诺啡、氯胺酮、马吲哚、哌甲酯、司可巴比妥、三唑仑等)比第二类精神药品(如异戊巴比妥、咖啡因、去甲伪麻黄碱、安钠咖、喷他佐辛、阿普唑仑、巴比妥等)更易产生依赖性。精神药品要求专用处方、专柜加锁并由专人保管(三专),处方至少保存2年备查。第一类精神药品处方保存期限为3年。

3. 医疗用毒性药品　指作用强烈、毒性极大,治疗剂量与中毒剂量比较接近,使用不当会导致中毒甚至危及生命的药品,如强心苷类、阿托品等,其专用标识(封三彩图5)。对毒性药品应健全保管、验收、领发及核对制度,专柜加锁并由专人保管,处方保存2年备查。

4. 放射性药品　指含有放射性元素的一类特殊药品,可释放射线供医学诊断或治疗使用,如放射性碘等,其专用标识(封三彩图6)。

四、国家基本药物与基本医疗保险药品

国家基本药物是国家为了使本国公众获得基本医疗保障,既要满足公众用药需求,又能从整体上控制医药费用,减少药品浪费和不合理用药,由国家主管部门从目前应用的各类药物中经过科学评价而遴选出具有代表性的、可供临床选择的药物。我国于1981年首次公布《国家基本药物目录》,2009年4月出台的新医改实施方案提出,2009年每个省(区、市)在30%的政府办城市社区卫生服务机构和县(基层医疗卫生机构)实施基本药物制度。到2011年,初步建立国家基本药物制度;到2020年,全面实施规范的、覆盖城乡的国家基本药物制度。《国家基本药物目录》内药品全部纳入基本医疗保险药品报销目录,切实降低群众用药负担。

为保障城镇职工基本医疗保险用药,合理控制药品费用,规范基本医疗保险用药范围管理,由国家社会劳动保障部组织制定并发布国家《基本医疗保险药品目录》。纳入《目录》的药品须符合"临床必需、安全有效、价格合理、使用方便,市场能保证供应"的原则。《药品目录》分为"甲类目录"和"乙类目录"。纳入"甲类目录"的药品是临床治疗必需,使用广泛,疗效好,同类药品中价格低的药品。纳入"乙类目录"的药品是可供临床治疗选择使用,疗效较好,同类药品中比"甲类目录"药品价格略高的药品。"甲类目录"由国家统一制定,各地不得调整。"乙类目录"由国家制定,各地(省级)可适当调整。未被选入该目录的药品不属于医疗保险支付范围。国家对基本药物目录实行动态管理,三年调整一次,以保证临床需要。

五、药品的批号与有效期

1. 批准文号　供医疗使用的药品必须要有国家药品行政管理部门批准生产的文号。这是药品生产、上市和使用的依据。现统一格式为"国药准字+字母+8位数字",其中化学药品使用字母"H",中药字母"Z",保健药品"B",生物制品"S",进口分装药品"J",药用辅料"F",体外化学诊断试剂"T"。8位数字为顺序号。如国药准字 H20156510。

2. 批号　指药厂按照各批药品生产的日期而编排的号码。一般采用 6 位数字表示,前 2 位表示年份,中间 2 位为月份,最后 2 位表示日期。如批号为 090615 表示该药为 2009 年 6 月 15 日生产。

3. 有效期　指在一定的贮存条件下可保证药品安全有效使用的期限,其表示方法如下。

(1)直接标明有效期:以有效月份最后 1 天为到期日。如某药的有效期为 2016 年 10 月,表示该药在 2016 年 10 月 31 日使用均有效。进口药品一般多采用失效期,用 Exp. Date 或 Use before 来表示。如标明 Exp. Date:May. 2008,表明该药失效期为 2008 年 5 月,有效期可使用至 2008 年 4 月 30 日。

(2)标明有效年限:标明有效年限,配合生产批号,判断有效期。如某药标明批号为 071210,有效期 3 年,则表明该药可用到 2010 年 12 月 9 日。《药品管理法》明确规定,药品说明书未标明有效期或更改有效期按劣药论处。

六、药品说明书

经国家食品药品监督管理总局审核批准的药品说明书是药品的法定文件,其内容不得自行修改。药品的说明书或标签必须注明药品的通用名称、成分、规格、生产企业、不良反应、用法和用量、禁忌和注意事项、有效期和生产日期等。临床用药要认真阅读药品说明书并按照药品说明书要求使用。外用药物不可内服。

七、药品的保管与外观质量检查

药品应按不同性质及剂型特点,在适当条件下正确保管。药品保管不当会变质,从而影响药物的疗效,甚至会产生不良反应。

(一)药物制剂的保管方法

空气、光线、温度、湿度、时间和微生物等因素可影响药品的稳定性。药品的保管要根据具体情况采用不同的方法。凡易挥发、潮解、风化的药物均须密盖保存,装瓶盖紧;凡遇光易引起变化的药品,要采用棕色瓶或用黑色纸包的玻璃器皿包装,放在阴凉干燥光线不易直射到的地方。容易氧化分解的药品,必须保存于密闭的容器中。对易吸湿的药品,应密封保存,用磨口玻璃或软木塞加石蜡熔封。易燃易爆的药物,须密闭并单独存放于阴凉处,远离明火,以防意外。一般药品贮存于室温(1~30℃)。易被热破坏的药物如各种疫苗、抗毒血清、白蛋白、青霉素皮试液应置于"冷处"(2~10℃)或置于"凉暗处"(避光并不超过 20℃)。

(二)药物制剂的外观质量检查

药物制剂的外观质量检查指对药物制剂用肉眼的外观检查。护理人员从药房领取药物或使用制剂前,要对药品进行外观质量检查,固体剂型如发现霉变、破损、粘连、变色等不宜使用;对液体制剂要检查是否有沉淀、变色、絮状物、异物及异味等。安瓿或药瓶等检查标签是否清楚,有无裂痕及破损,封口有无松动等,发现问题药物不宜使用。

布置学生每人收集药品说明书、药品标签或包装若干,学生讨论分析并掌握药品说明书的主要术语和内容,以便为患者进行用药指导。

第六节　药物的治疗过程与用药护理

药物治疗过程即用药过程:包括正确的诊断、确定用药方案,开处方或医嘱,调配、药疗及患者遵嘱接受药疗,用药护理和药效监测、治疗结束或修改治疗方案开始新一轮的药疗等六个环节,医师、药师、护士、其他医技人员和患者等相互配合才能完成整个治疗过程。药物种类繁多,应用复杂,每种药物均有严格的适应证,用之不当会影响治疗效果,甚至对机体造成损害,故临床用药要认真分析,权衡利弊,有关人员密切配合,才能做到合理用药。

用药方案是治疗的关键,门诊多以处方的形式,而对于住院患者则采用医嘱方式。临床用药方案设计应遵循的原则:①明确诊断。②确定治疗目标。③遵循安全、有效、经济、方便的用药原则,选择合适的治疗方案。④对因治疗和对症治疗并重,注意用药个体化。⑤做好用药指导,提高患者的依从性。⑥评估与干预。

重点提示

1. 患者的依从性指患者对用药医嘱执行程度,它是药物治疗有效的基础。
2. 患者不遵守医嘱、不执行医嘱称为不依从,患者不依从行为会影响药物治疗效果,甚至引起严重不良反应。
3. 患者不依从的主要类型:①不按处方取药。②不按医嘱用药。③不当的自行用药。④重复就诊。

一、处方与医嘱

处方是由注册的执业医师或执业助理医师根据患者病情需要,开写给药房要求配药和发药的书面文件,具有法律意义,也是患者取药的凭证。

医嘱是医师为住院患者制订各种诊疗措施,医嘱单是医师拟定诊疗计划的记录和护士完成诊疗计划核查的依据。医嘱必须由医师写在医嘱单上,然后由护士按医嘱种类分别转抄至医嘱执行单上。医嘱必须经医师签名后方为生效,护士一般不执行口头医嘱,在抢救或手术过程中医师下达的口头医嘱,护士必须复诵一遍,双方确认无误后方可执行,事后应及时补记。

(一)处方笺的颜色及处方的保管

普通处方笺为白色。急诊处方笺为淡黄色,右上角标注"急诊"。儿科处方笺为淡绿色,右上角标注"儿科"。麻醉药品和第一类精神药品处方笺为淡红色,右上角标注"麻、精一"。第二类精神药品处方笺为白色,右上角标注"精二"。普通处方、急诊处方、儿科处方保留1年,毒性药品、精神药品处方保留至少2年,麻醉药品处方保留3年。

(二)处方的书写规则

处方笺必须在专用处方上用钢笔或水性笔书写,亦可用打字机打印,要求字迹清晰,内容完整,剂量准确,不得涂改,如有涂改,医师必须在涂改处签名,以示负责。药品名称应以《中国药典》规定的通用名(中文或英文)书写。

处方中药品剂量一律用阿拉伯数字表示,写在药名的右侧,采用药典规定的法定计量单位:固体或半固体药物以克(g)、毫克(mg)、微克(μg)、纳克(ng)为单位;液体药物以升(L)或毫升(ml)为单位;少数药物以国际单位(IU)或单位(U)表示。药物浓度一般采用百分浓度。每张处方开写的药物总量,一般以 3d 为宜,7d 为限,慢性病或特殊情况可适当放宽。急诊处方应在处方笺左上角写"急"或"cito"字样,以便优先发药。处方只限当日有效,过期需经医师更改日期并签字方能生效。处方中任何差错和疏漏都必须经医师修改签字方可调配。处方中计量单位及用法常用拉丁缩写词表示(表 1-3)。

表 1-3　处方中常用缩写词及中文意义

缩写词	中文意义	缩写词	中文意义	缩写词	中文意义
1. 常用药物制剂		3. 给药次数/时间缩写		4. 给药途径	
Amp	安瓿剂	ac	饭前	id/ic	皮内注射
Caps	胶囊剂	am	上午	im	肌内注射
Emui	乳剂	hs	睡前	iv	静脉注射
Extr	浸膏	pc	饭后	iv gtt	静脉滴注
Inj	注射剂	pm	下午	sc/ih	皮下注射
Lot	洗剂	sid/qd	每日一次	po	口服
Mist/Mixt	合剂	bid	每日二次	us ext	外用
Ocul	眼膏剂	tid	每日三次	pr	直肠给药
Ol	油剂	qid	每日四次	test/ast	皮试后
Sol	溶液剂	qod	隔日一次	5. 其他	
Syr	糖浆剂	q4h	每四小时一次	aa	各
Tab	片剂	qm	每晨	Co	复方的
Tr	酊剂	qn	每晚	No	数量
Ung	软膏剂	st/stat	立即	sos	必要时(可重复)
2. 剂量单位				prn	必要时(吸用 1 次)
Gtt	滴			R	请取
g	克			S/sig	用法
U	单位			Prim vie	首剂
μg/mcg	微克			NS	生理盐水
mg	毫克				
ml	毫升				

(三)处方结构

1. **前记**　包括医疗机构名称、费别、患者姓名、性别、年龄、门诊号或住院病历号,科别或病区和床位号、临床诊断、开具日期等。麻醉药品和第一类精神药品处方还应当包括患者身份证明编号,代办人姓名、身份证明编号。

2. **正文**　以 Rp 或 R(拉丁文"请取"的意思)标示。在正文中,药物的名称、剂型、规格、取量须一行写完。简化处方又分为单量处方和总量处方两类。

(1)单量处方:有些药物剂型每次用量独立可分,如片剂、注射剂、胶囊剂,其单量都是一定的。单量处方通式如下。

Rp (浓度) 药名 剂型　单量×总需要数(片、支等)

　Sig　每次用量 给药途径　每日次数　给药时间

(2)总量处方:有些药物剂型,每次用量需从总量中取出,写处方时制剂后应写总量。如溶液剂、糖浆剂、酊剂、软膏剂等。总量处方的通式如下。

Rp（浓度）药名　剂型　总需要数

　　Sig　每次用量　给药途径　每日次数　给药时间

例如：某感冒发热咳嗽患者，应用阿司匹林和复方甘草合剂治疗。处方示例如下。

Rp 1. 阿司匹林片　0.3g×6 片

　　Sig　0.3g　一日 3 次　饭后服

　　2. 复方甘草合剂　90.0 ml

　　Sig　15.0ml　一日 3 次　口服

3. 后记　医师签名或者加盖专用签章，药品金额以及审核、调配、核对、发药药师签名或者加盖专用签章。

(四)医嘱中药品书写的基本格式

医嘱中药品书写的格式依次为(药物浓度)药名、剂型名、每次量、给药途径、每日给药次数、时间和部位等。医嘱与处方书写格式的不同点是医嘱无 Rp（请取）、Sig（用法）字样，无需写出规格量、总量，其余相同。如某支气管哮喘患者应用氨茶碱注射液 0.125g 与 50% 葡萄糖注射液 20ml 混合后缓慢静脉注射。其医嘱如下。

50% 葡萄糖注射液　20.0 ml

氨茶碱注射液　0.125 g　静脉注射　慢！

二、用药医嘱的执行与用药护理

医师根据诊断在确定用药方案后，护士要认真执行用药医嘱，具体包括：给药前护士应明确用药目的，评估患者身体基本情况及患者和家属对药物治疗的认知情况，了解用药史和过敏史，确定有无用药禁忌证，并收集用药前各项检查资料。如在应用利尿药治疗水肿时，给药前应记录尿量、体重、血压、水肿部位及程度，监测血清电解质、尿酸、血糖和血尿素氮水平，了解肾功能状况及有无糖尿病和痛风病史，对患者进行用药宣教，提高患者的依从性。

重点提示

护理用药"三查"指护士用药要做到操作前检查、操作中检查、操作后检查；"八对"指在用药时要做到对床号、对姓名、对药名、对药物剂量、对药物浓度、对用药方法、对用药时间和对药物批号等；"一注意"指注意用药后反应。在查对中若发现疑问，应详细核查，确认无误后方可给药。

护士根据医师的医嘱制订用药护理计划及措施，给药时要严格执行"三查、八对、一注意"制度，密切观察药物疗效及不良反应。用药后对药疗效果是否达到预期目标进行评估，以决定药物治疗是否继续、停止或更改。如经过评估发现未达到预期目的，或治疗无效甚至出现严重不良反应的，应及时向医师反馈以便调整治疗计划。

讨论与思考

患者,女,3 岁。因上呼吸道感染入院。目前出现高热、声音嘶哑、犬吠样咳嗽、吸气性喉鸣。为迅速缓解症状,首选的处理方法是什么?为什么?

实践 1-1　解读药品说明书实训

【实践目的】

1. 能正确解读药品说明书相关内容。

2. 能按药品说明书要求指导患者用药。

【实践材料】

1. 材料　药品说明书每人 2~3 份(可由学生收集或教师准备)、药品制剂若干种。

2. 环境　模拟病房、实训室。

【实践方法】

1. 解读药品说明书　选取若干学生解读药品说明书中列举的药品名称、成分、性状、作用类别、适应证、规格、用法用量、不良反应、禁忌证、注意事项、药物相互作用、贮藏、包装、有效期、执行标准、批准文号、生产企业等相关内容。

2. 情景演练　学生分组进行角色扮演。

(1)角色扮演:学生分为若干组,由一位学生扮演患者,一位学生扮演护士模拟进行用药指导。

(2)效果展示:选取 2~3 组学生为全班进行活动展示,由同学进行评判。

(3)讨论与点评:教师对小组代表和全班活动进行总结点评。

【结果与评价】

实训项目	结　果	学生评价 (优、良、一般、差)	教师评价 (优、良、一般、差)	总评 (优、良、一般、差)
解读药品说明书	解读效果			
情景演练	演示效果			

实践 1-2　实验动物的捉拿与给药

【实践目的】

1. 认识常用实验动物家兔和小白鼠。

2. 学会家兔和小白鼠的捉拿与给药方法。

【实践材料】

1. 药品　灭菌生理盐水。

2. 器材　1ml 注射器,5ml 注射器,兔固定器,烧杯,酒精棉球,小白鼠投胃管。

3. 动物　小白鼠、家兔。

【实践方法】

1. 小白鼠

(1)捉拿法:左手抓住小白鼠尾巴,放在台上或鼠笼盖铁纱网上,然后用右手拇指和示指沿其背向前抓住其颈部皮肤,并用左手的小指和掌部夹住其尾巴固定在手上(实践图1-1)。

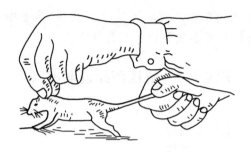

实践图 1-1　小白鼠的捉拿法

（2）给药法

1）灌胃:用上述方法抓住小白鼠后,使小白鼠腹部朝上,头颈伸直。右手持小白鼠投胃管,小心地插入口腔并送入食管,注入药液(实践图1-2)。注意避免将胃管插入气管,推注液量0.1~0.25ml/10g。

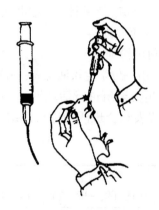

实践图 1-2　小白鼠的灌胃法

2）腹腔注射:左手固定小白鼠,使小白鼠腹部向上,右手持注射器从左下腹或右下腹朝头部方向进针,针头与腹壁约成45°。进针时注意避开膀胱,不宜刺入太深或太靠近上腹部,以免伤及内脏或胸腔,注射量一般为0.1~0.25ml/10g。

2. 家兔

（1）捉拿法:一手抓住兔颈部皮肤,另一手托住其臀部。

（2）给药法:耳静脉注射法:将家兔固定后,剪去耳缘静脉处皮肤的粗毛,用手指轻弹(或以酒精棉球反复涂擦)该处,使血管扩张。助手压住耳缘静脉根部,待静脉充血后,操作者以左手拇指和中指捏住耳尖部,示指垫于耳缘下,右手持注射器,从静脉近末梢处刺入血管,用手指将针头与兔耳固定好后,助手放开压迫的耳缘静脉,即可注入药液(实践图1-3)。下次注射的部位应在上次所刺的针眼近头部处。注射完毕,用棉球按压片刻以防出血。注射量0.5~2.5ml/kg。

【讨论】　家兔、小白鼠在捉拿和给药时有哪些注意事项?

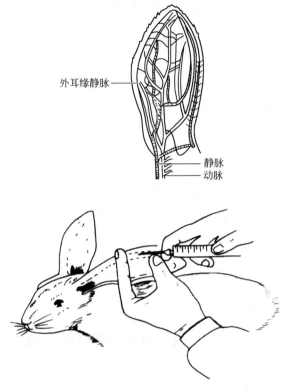

外耳缘静脉

静脉
动脉

实践图 1-3　家兔耳缘静脉注射法

实践 1-3　调配操作练习与溶液浓度计算

【实践目的】

1. 配制 75% 乙醇溶液 100ml。

2. 掌握浓溶液稀释的计算方法和配制方法。

【实践材料】

1. 药品　95% 乙醇、蒸馏水。

2. 器材　100ml、500ml 量杯各 1 个、玻棒 1 根。

【实践方法】

1. 根据公式：$C_1V_1 = C_2V_2$，求得配制 75% 乙醇溶液 100ml 所需 95% 乙醇的毫升数。

2. 取 100ml 量杯一个，倒入所需要的 95% 乙醇，然后加入适量的蒸馏水至 100ml，搅拌后即得。

【讨论】　不同浓度的乙醇在临床上分别有什么样的用途？

实践 1-4　药物的体外配伍禁忌

【实践目的】

1. 充分认识选择溶剂的重要性。

2. 了解配伍禁忌的临床意义。

【实践材料】

1. 药品　乳糖酸红霉素粉针 3 瓶(每瓶 0.3g)、0.9%氯化钠注射液、5%葡萄糖注射液、注射用水 1 支。

2. 器材　5ml 注射器 3 支。

【实践方法】

1. 将乳糖酸红霉素粉针编为甲、乙、丙号。

2. 将 5ml 的 0.9%氯化钠注射液、5%葡萄糖注射液、注射用水分别加入甲瓶、乙瓶和丙瓶,振摇 3~5min 后,观察是否溶解。

【结果】

瓶号	溶剂	是否溶解
甲	0.9%氯化钠注射液	
乙	5%葡萄糖注射液	
丙	注射用水	

【讨论】　如何正确配制乳糖酸红霉素?

实践 1-5　剂量对药物作用的影响

【实践目的】

1. 观察剂量对药物作用的影响。

2. 练习小白鼠的捉拿和腹腔注射法。

【实践材料】

1. 药品　2%水合氯醛溶液。

2. 器材　大烧杯 3 个、托盘天平 1 台、1ml 注射器 3 支。

3. 动物　小白鼠 3 只。

【实践方法】

1. 取小白鼠 3 只,称重,分别编号为甲、乙、丙。

2. 分别放入大烧杯中,观察小白鼠正常活动。然后将 2%水合氯醛溶液 0.05ml/10g;2%水合氯醛溶液 0.15ml/10g;2%水合氯醛溶液 0.5ml/10g 分别给甲、乙、丙鼠腹腔注射。

3. 观察甲、乙、丙鼠的表现是否相同,有无镇静、催眠,甚至死亡等现象,并记录发生的时间。

【实践结果】

鼠号	体重	剂量	用药后反应及发生时间
甲			
乙			
丙			

【讨论】　水合氯醛在临床应用中要注意哪些问题?

实践 1-6 给药途径对药物作用的影响

【实践目的】

1. 观察给药途径不同对药物作用的影响。

2. 练习小白鼠的捉拿法和灌胃、肌内注射法。

【实践材料】

1. 药品 10%硫酸镁注射液。

2. 器材 大烧杯 2 个、托盘天平 1 台、1ml 注射器 2 支、小白鼠灌胃器 1 个。

3. 动物 小白鼠 2 只。

【实践方法】

1. 取小白鼠 2 只,称重,编号为甲、乙,分别放于大烧杯内,观察正常活动。

2. 将 10%硫酸镁注射液 0.2ml/10g,分别给甲鼠灌胃,乙鼠肌内注射。注意观察两鼠的反应有何不同。

【实践结果】

鼠号	体重	剂量	给药前情况	途径	用药后反应
甲				灌胃	
乙				肌内注射	

【讨论】

1. 不同的给药途径作用快慢顺序如何?

2. 硫酸镁的给药途径不同,作用性质也不同,口服和注射分别出现什么样的作用?

(付红焱 毕重国)

第2章

抗微生物药

第一节　抗微生物药概述

抗微生物药是指能抑制或杀灭病原微生物,防治感染性疾病的一类药物。根据来源不同可分为抗生素和人工合成抗菌药。在使用过程中,必须注意机体、抗微生物药与病原微生物三者的相互关系(图2-1),以充分发挥药物的治疗作用,减少耐药性的产生。

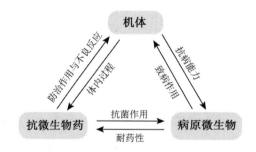

图 2-1　机体、抗微生物药与病原微生物的关系

一、常用术语

1. **抗生素**　某些微生物(细菌、真菌、放线菌)产生的能抑制或杀灭其他微生物的化学物质。包括天然抗生素和半合成抗生素。

2. **抗菌谱**　指抗菌药抑制或杀灭病原体的范围,是临床选用抗菌药的重要依据。仅作用于单一菌种或局限于某一菌属的药物,称为窄谱抗菌药,如异烟肼。对多种病原体有抑制或杀灭作用的药物,称为广谱抗菌药,如四环素类、氟喹诺酮类等。

3. 抑菌药和杀菌药　抑菌药指能抑制病原菌生长繁殖而无杀灭作用的药物,如大环内酯类、氯霉素、四环素类等;杀菌药指对病原菌不仅有抑制作用而且能杀灭的药物,如青霉素类、头孢菌素类、氨基糖苷类等。

4. 抗菌活性　指药物抑制或杀灭病原微生物的能力。能抑制培养基内细菌生长的最低浓度称为最低抑菌浓度(MIC);能够杀灭培养基内细菌的最低浓度称为最低杀菌浓度(MBC)。

5. 化学治疗　对病原微生物、寄生虫或肿瘤细胞所致疾病的药物治疗称为化学治疗,简称化疗。用于化疗的药物包括抗微生物药、抗寄生虫药和抗恶性肿瘤药。其中抗微生物药包括抗菌药、抗真菌药和抗病毒药。

6. 化疗指数　是指化疗药物的半数致死量(LD_{50})与半数有效量(ED_{50})之比,是评价化疗药物临床应用价值和安全性的重要参数。通常,化疗指数愈大,药物相对越安全。

7. 耐药性　指病原体或肿瘤细胞对化疗药物敏感性降低,使药物作用减弱或消失的现象,亦称为抗药性。交叉耐药性是指病原体对某种抗菌药产生耐药性后,对其他同类或不同类抗菌药也同样耐药。

8. 抗菌后效应(PAE)　细菌与抗菌药短暂接触,抗菌药浓度低于最低抑菌浓度或被机体消除后,细菌的生长繁殖仍然受抑制的现象。

二、抗菌药的作用机制

抗菌药主要通过干扰病原菌的生理生化过程,影响其结构和功能而产生抗菌作用,主要有①抑制细菌细胞壁的合成;②抑制菌体蛋白质的合成;③影响细菌胞质膜的通透性;④影响细菌核酸和叶酸的代谢。常用抗菌药的抗菌作用靶点见图 2-2。

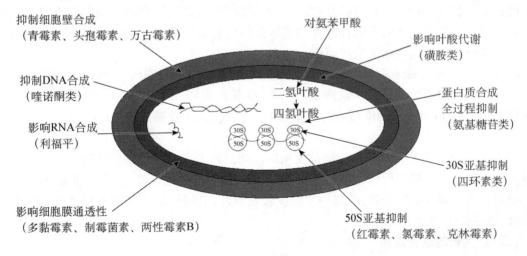

图 2-2　抗菌药作用机制

三、细菌的耐药性

近年来,由于抗菌药物的滥用,导致大量耐药菌的产生,严重影响了抗菌药的临床治疗效果。细菌耐药性的产生主要有以下几种方式。

1. 产生灭活酶 细菌可产生各种破坏抗菌药结构的灭活酶。如对 β-内酰胺类抗生素耐药的金黄色葡萄球菌可产生 β-内酰胺酶,水解抗生素结构中的 β-内酰胺环,使之断裂而失效。

2. 改变胞质膜通透性 细菌可通过各种方式阻止抗菌药物透过胞质膜进入菌体内。如对四环素产生耐药的细菌诱导产生三种新的蛋白质,阻塞细胞壁水孔,阻止药物进入菌体内。

3. 增加代谢拮抗物 如对磺胺类药物耐药菌株可产生大量的对氨基苯甲酸(PABA),使磺胺药的抗菌作用减弱。

4. 改变靶部位 改变菌体蛋白质靶位结构,使药物不宜与之结合,产生耐药性,如对链霉素耐药的细菌。

四、抗菌药合理用药

抗菌药的应用,使很多传染性和感染性疾病得以有效的控制或治愈。但随着抗菌药的广泛应用,特别是滥用现象的加重,药物的毒性反应、过敏反应、二重感染及细菌产生耐药性等严重问题也日趋严重。为了最大限度地发挥抗菌作用、减少毒性反应及耐药性的产生,必须合理用药。

(一)抗菌药合理应用的基本原则

1. 根据细菌学诊断合理选药 正确的细菌学诊断是选用抗菌药物的基础,尽早查明感染病原,根据病原种类及细菌药物敏感试验结果选用抗菌药。

2. 严格控制抗菌药的使用 如普通感冒、麻疹、水痘等病毒性感染和不明原因的发热,除病情严重并怀疑合并细菌感染外,一般不宜使用抗菌药。

3. 根据患者的生理、病理情况选用 如新生儿血浆蛋白结合药物能力弱、肝肾功能发育不成熟,若使用磺胺类可引起致"致死性脑核黄疸";老年人因肝、肾器官功能减退,用药后血药浓度偏高,用药剂量及间隔时间均应根据个人情况调整;妊娠期和哺乳期的妇女在选药时,应充分考虑对胎儿和乳儿的影响;肝、肾功能不良的患者,对药物的消除能力降低,易致药物蓄积中毒,应减量、慎用或禁用某些抗菌药。

4. 选用适宜的给药方法和疗程 轻、中度感染者多采用口服给药,严重感染应静脉给药。抗菌药的使用一般持续到患者体温恢复至正常、症状消失后 3~4d。对严重感染(如败血症)应在体温正常后 7~10d 才能停药。对感染性心内膜炎、急性骨髓炎、结核病等的治疗则疗程较长。

5. 尽量避免局部应用抗菌药 局部使用抗菌药易致变态反应或细菌耐药性的产生,故应尽量避免皮肤黏膜的局部用药,特别是易致变态反应的青霉素类应禁用,头孢菌素类也应尽量避免使用。若确需局部用药者,应选用专供皮肤黏膜使用的抗菌药,如红霉素软膏、氧氟沙星滴眼液、磺胺醋酰钠等。

(二)抗菌药的联合应用

1. 联合应用的目的 增强疗效、减少不良反应、扩大抗菌范围、减少或延缓耐药性的产生。

2. 联合用药的效果 抗菌药依其作用可分为四大类。

Ⅰ类为繁殖期杀菌药,如 β-内酰胺类(青霉素类、头孢菌素类等)。

Ⅱ类为静止期杀菌药,如氨基糖苷类。

Ⅲ类为速效抑菌药,如四环素、大环内酯类。

Ⅳ类为慢效抑菌药,如磺胺类。

在体外抗菌实验或整体动物实验中可以证明,联合应用抗菌药可能产生以下几种效果:Ⅰ类+Ⅱ类=协同,Ⅰ类+Ⅲ类=拮抗,Ⅱ类+Ⅲ类、Ⅰ类+Ⅳ类=相加或增强,Ⅲ类+Ⅳ类=相加。

另外,作用机制相似或同一类药物合用时,作用减弱或毒性增加。如大环内酯类、林可霉素类、氯霉素类因作用机制相似、作用点相近,产生拮抗作用;如氨基糖苷类抗生素之间合用,可使耳毒性增加,不宜合用。

讨论与思考

2006 年 3 月,北京某一知名医院收治了一位普通咳嗽、发热的病人,尽管医生给他用了多种类型的抗生素,仍未能挽回他年轻的生命。细菌培养发现,患者体内感染的致病菌对各种抗生素均耐药。原来因为他有个特别的生活习惯:他每天都在单位餐厅吃饭,认为饭菜里有细菌,每天饭后都要服两粒抗生素,天天吃,日积月累,最后就出了严重问题。试分析:长期滥用抗生素有哪些危害? 应如何进行合理使用抗生素的宣教?

第二节　抗　生　素

一、β-内酰胺类

β-内酰胺类是指其化学结构中具有 β-内酰胺环的一类抗生素,其共同的机制是通过抑制细菌细胞壁肽聚糖(黏肽)的合成而具有杀菌作用,属繁殖期杀菌药,它包括青霉素类、头孢菌素类及新型 β-内酰胺类抗生素。

(一)青霉素类

青霉素类包括天然青霉素和半合成青霉素。

1. 青霉素(苄青霉素,青霉素 G)　常用其钠盐或钾盐,干燥粉末在室温中稳定,其水溶液极不稳定,在室温放置过程中逐渐降解失效,并产生具有抗原性的青霉噻唑和青霉烯酸,诱发过敏反应,故应现用现配制。

青霉素不耐酸,不宜口服,一般采用肌内注射,必要时静脉给药。

(1)抗菌作用:青霉素为繁殖期杀菌药,但抗菌谱较窄,对其敏感的病原菌有:①革兰阳性球菌,如溶血性链球菌、草绿色链球菌、肺炎链球菌、敏感的金黄色葡萄球菌等;②革兰阴性球菌,如脑膜炎奈瑟菌和敏感的淋病奈瑟菌;③革兰阳性杆菌,如白喉棒状杆菌、炭疽芽胞杆菌、产气荚膜芽胞梭菌、破伤风芽胞梭菌等;④螺旋体,如梅毒螺旋体、钩端螺旋体、回归热螺旋体;⑤放线菌。但对革兰阴性杆菌作用弱,对人体细胞无损伤作用。

(2)临床应用:由于其高效、低毒、价廉,目前仍为治疗敏感菌感染的首选药。临床上主要用于:①革兰阳性球菌感染,如扁桃体炎、猩红热、心内膜炎、败血症、大叶性肺炎、骨髓炎等;②革兰阴性球菌感染,如脑膜炎奈瑟菌引起的流行性脑脊髓膜炎等;③革兰阳性杆菌感染,如破伤风、白喉等,因青霉素仅能杀菌,治疗时需配合相应的抗毒素血清;④螺旋体感染,如梅毒、钩端螺旋体病、回归热等;⑤放线菌感染,须采用大剂量、长疗程用药。

青霉素是治疗敏感的革兰阳性球菌和杆菌、革兰阴性球菌及螺旋体感染的首选药,对革兰阴性杆菌作用弱,对真菌、病毒、立克次体等感染无效。

(3)不良反应:青霉素毒性很小,最常见的不良反应是过敏反应。

1)过敏反应:皮肤过敏反应和血清病样反应较多见,表现为药疹、皮炎、药热、血管神经性水肿等,停药或服用 H_1 受体阻断药可消失;严重时可致过敏性休克,表现为喉头水肿、胸闷、呼吸困难、面色苍白、发绀、出冷汗、脉搏细弱、血压下降、抽搐和昏迷等。

2)青霉素脑病:静脉滴注大剂量青霉素可引起头痛、肌肉震颤、惊厥、抽搐和昏迷等反应,偶见精神失常,称为青霉素脑病。

3)赫氏反应:治疗梅毒和钩端螺旋体病时,有症状突然加重现象,表现为寒战、高热、全身不适、肌痛、咽痛、心跳加快等症状,严重时可危及生命。

4)其他:青霉素肌内注射有一定的刺激性,可出现局部红肿、疼痛、硬结甚至引起周围神经炎,钾盐尤为严重,应深部肌内注射。大剂量静脉给药时还可引起高钾、高钠血症,钾盐不可静脉推注。

(4)用药护理

1)用青霉素前应详细询问患者有无药物过敏史和过敏性疾病史,对青霉素过敏者禁用,有过敏疾病史者慎用。

2)凡初次使用、用药间隔 3d 以上者、用药过程中更换批号或使用不同厂家生产的青霉素时,必须做皮肤过敏试验。应注意少数患者在皮试时即可发生过敏性休克,故用青霉素前应备齐抢救过敏性休克的药品和器械。皮试阳性者禁用,阴性者注射完毕后需密切观察 30min,无任何不适方可让患者离开。

3)青霉素溶液应临用前配制。静脉滴注时宜用 0.9% 氯化钠注射液配制以避免药效降低及诱发过敏反应。禁用 5% 葡萄糖注射液配制,以免疗效降低。

4)避免患者在饥饿时注射青霉素,并避免局部用药。

5)用药过程中注意倾听患者的主诉,主动询问有何不适,如发现患者有类似过敏反应症状或不适,应立即停药并报告医师。

6)患者一旦发生过敏性休克,应立即就地抢救,皮下或肌内注射 0.1% 肾上腺素 0.5~1mg,效果不明显者 30min 后重复 1 次,严重者稀释后缓慢静脉注射或静脉滴注,必要时加用糖皮质激素和 H_1 受体阻断药等,呼吸困难者配合给氧、人工呼吸、气管切开等措施加以抢救。

(5)药物相互作用

1)青霉素不宜与红霉素类、四环素类、氯霉素等速效抑菌药合用,以免产生拮抗作用。

2)与氨基糖苷类抗生素合用有协同抗菌作用,但不能置于同一容器内给药。

3)不能与氨基酸营养液和重金属如铜、锌、汞等配伍,以免降低疗效。

抢救青霉素引起的过敏性休克的首选药是肾上腺素。

2. 半合成青霉素　半合成青霉素根据其特点可分为耐酸、耐酶、广谱、抗铜绿假单胞菌、抗革兰阴性菌等种类,均与青霉素之间存在交叉过敏反应。用药前应做皮肤过敏试验。常用半合成青霉素的分类、特点及应用见表 2-1。

表 2-1　半合成青霉素的分类、特点及应用

分类及常用药物	特点及应用
1. 耐酸不耐酶青霉素类 青霉素 V	①抗菌谱与青霉素相似,但抗菌活性弱,不耐 β-内酰胺酶 ②耐酸,口服吸收好 ③主要用于革兰阳性球菌引起的轻度感染 ④胃肠反应轻
2. 耐酸耐酶青霉素类 苯唑西林 氯唑西林 双氯西林	①对青霉素敏感的抗菌活性较青霉素弱,但 β-内酰胺酶稳定 ②耐酸,口服易吸收,但食物影响其吸收,宜饭前 1h 服用 ③主要用于耐青霉素的金黄色葡萄球菌感染 ④有胃肠反应、皮疹、荨麻疹等
3. 广谱青霉素类 氨苄西林 阿莫西林	①对革兰阳性菌和阳性菌均有杀灭作用,对革兰阴性杆菌作用强,但对铜绿假单胞菌无效。因不耐 β-内酰胺酶,对耐药金黄色葡萄球菌也无效 ②耐酸,可口服 ③主要用于伤寒、副伤寒、泌尿和呼吸道感染;阿莫西林还可用于幽门螺杆菌的感染
4. 抗铜绿假单胞菌广谱青霉素类 羧苄西林 哌拉西林 替卡西林	①对革兰阴性杆菌作用较强,尤其是对铜绿假单胞菌作用强,但不耐 β-内酰胺酶 ②不耐酸,仅能注射给药 ③主要用于革兰阴性杆菌引起的感染,尤其是铜绿假单胞菌引起的严重感染,与庆大霉素合用可增强疗效
5. 抗革兰阴性菌青霉素类 美西林 匹美西林	①对革兰阴性杆菌作用强,但对铜绿假单胞菌无效 ②口服不吸收,须注射给药 ③主要用于革兰阴性菌所致的泌尿道、软组织感染等

(二) 头孢菌素类

头孢菌素类具有抗菌谱广、抗菌作用强(为繁殖期杀菌药)、耐 β-内酰胺酶、过敏反应少等优点。

各代头孢菌素常用药物、特点及应用如下。

第一代头孢菌素类:主要有头孢噻吩、头孢噻啶、头孢氨苄、头孢唑林、头孢拉定、头孢羟氨苄等。本类药物的特点如下。①对革兰阳性菌(包括对耐青霉素的金黄色葡萄球菌)作用较第二代强。②对革兰阴性菌产生的 β-内酰胺酶的稳定性不及第二、三代,故对革兰阴性菌多不敏感;对厌氧菌无效。③肾毒性较第二、三代大。④主要用于耐药金黄色葡萄球菌感染及敏感菌引起的呼吸道、泌尿道感染等。

第二代头孢菌素类:常用药物有头孢孟多、头孢呋辛、头孢克洛等。本类药物的特点如下。①对革兰阳性菌与第一代相似或稍弱,对革兰阴性菌作用明显增强。对部分厌氧菌有效。②对 β-内酰胺酶稳定性较高。③肾毒性较第一代小。④主要用于敏感菌所致的呼吸道、泌尿道

感染及皮肤软组织感染等。

第三代头孢菌素类：常用药物有头孢噻肟、头孢曲松、头孢他啶、头孢哌酮等。本类药物的特点如下。①对革兰阳性菌作用不及第一、二代，对厌氧菌及革兰阴性菌作用较强（包括铜绿假单胞菌）；②对 β-内酰胺酶更稳定；③基本无肾毒性；④主要用于危及生命的败血症、脑膜炎、尿路的严重感染及铜绿假单胞菌感染等。

第四代头孢菌素类：主要有头孢匹罗、头孢吡肟。其特点如下。①广谱、高效，对某些革兰阴性和革兰阳性菌有强大的抗菌作用；②对 β-内酰胺酶稳定性最高；③一般无肾毒性；④主要用于难治性感染。

1. 不良反应

（1）过敏反应：表现为皮疹、荨麻疹、药热、哮喘、血清病样反应，偶见过敏性休克。

（2）肾损害：第一代头孢菌素类大剂量应用时可出现蛋白尿、血尿、尿素氮升高，甚至急性肾衰竭。第二代较之减轻，第三代、第四代基本无肾毒性。

（3）双硫仑样反应：应用头孢哌酮钠、头孢曲松等药物期间，饮酒或使用含乙醇的物质，因抑制乙醇代谢，出现剧烈头痛、恶心、呕吐、颜面潮红、呼吸困难、心跳加快、烦躁不安，甚至血压下降、休克等症状，称为双硫仑反应。

（4）其他：胃肠道反应、二重感染、低凝血酶原血症、肌内注射局部疼痛等。

2. 用药护理

（1）本类药与青霉素类有部分交叉过敏现象，青霉素皮试阳性及过敏体质者应慎用，发生过敏性休克时的处理同青霉素。

（2）使用第一代头孢菌素应注意给药剂量和给药间隔时间，监测肾功能。避免与氨基糖苷类、万古霉素或高效能利尿药等合用，否则可致肾功能障碍。

（3）应告诉患者应用头孢哌酮钠等头孢菌素类药物期间或停药 5d 内应禁饮酒。一旦出现双硫仑样反应应及时停药，较重者需吸氧、静注地塞米松或肌内注射纳洛酮等对症处理，静脉输注葡萄糖液、维生素 C 等进行护肝治疗等。

（4）头孢孟多和头孢哌酮等可引起低凝血酶原血症，与肝素、香豆素等抗凝血药及水杨酸类药物合用可增加出血危险，可用维生素 K 防治。

（三）新型 β-内酰胺类

头霉素类（头孢美唑、头孢西丁）、拉氧头孢和氟氧头孢、亚胺培南等药物，抗菌谱广，对革兰阳性、阴性及厌氧菌作用强，对 β-内酰胺酶稳定。适用于腹腔、盆腔及妇科等的需氧和厌氧菌混合感染。不良反应与头孢菌素类似。

氨曲南主要对革兰阴性杆菌包括铜绿假单胞菌有强大的抗菌作用，主要用于敏感菌的革兰阴性杆菌及铜绿假胞菌的感染。不良反应少而轻，与青霉素类、头孢菌素类无交叉过敏反应，有皮疹、胃肠不适等。

克拉维酸（棒酸）、舒巴坦、他唑巴坦等属 β-内酰胺酶抑制药。此类药物本身抗菌活性弱或无抗菌活性，但可抑制多种 β-内酰胺酶，常与青霉素类或头孢菌素类合用制成复方制剂，从而扩大抗菌谱，增强疗效。

二、氨基糖苷类

氨基糖苷类抗生素包括庆大霉素、奈替米星、妥布霉素、阿米卡星、大观米星、小诺霉素、链霉素、卡那霉素、新霉素等。临床多用其硫酸盐,易溶于水,性质稳定。本类药物虽有各自抗菌谱和特殊毒性,但有共同特征。

(一)氨基糖苷类抗生素共同特征

1. 作用与应用

(1)抗菌谱较广,对各种需氧革兰阴性杆菌如大肠埃希菌、铜绿假单胞菌、克雷伯菌属、肠杆菌属、变形杆菌属、志贺菌属等有高度抗菌活性;对革兰阳性球菌也有一定抗菌作用;对革兰阴性球菌和革兰阳性杆菌作用差;链霉素和卡那霉素对结核分枝杆菌有效。

(2)本类药物多环节抑制菌体蛋白质合成,呈现快速杀菌作用,属静止期杀菌药。在碱性环境中抗菌活性增强,故治疗泌尿道感染时,同服碳酸氢钠可增强疗效。

(3)口服不吸收,可用于肠道感染、肠道术前准备等,全身感染必须注射给药。

2. 不良反应

(1)耳毒性:可导致前庭功能及耳蜗听神经损害。前者表现为眩晕、恶心、呕吐、眼球震颤和共济失调;后者表现为耳鸣、听力减退甚至永久性耳聋。

(2)肾毒性:主要损害近曲小管上皮细胞,尿液检查可见蛋白尿、管形尿、血尿,严重者可发生氮质血症及肾功能降低等。

(3)过敏反应:可以引起嗜酸性粒细胞增多、各种皮疹、发热等过敏症状,也可引起严重的过敏性休克。

(4)神经肌肉麻痹:表现为四肢软弱无力、心肌抑制、血压下降,甚至呼吸麻痹。

常用药物见表 2-2

表 2-2 常用药物的作用、应用及不良反应

药物名称	作用及应用	主要不良反应
庆大霉素	是治疗革兰阴性杆菌感染的主要抗菌药,可用于铜绿假单胞菌感染,口服可用于肠道感染或肠道术前准备	肾毒性、耳毒性,前者较多见
阿米卡星	同类药中抗菌谱最广,对肠道革兰阴性杆菌和铜绿假单胞菌效果较好,主要用于对其他氨基苷类耐药菌株所致的感染	耳毒性、肾毒性
妥布霉素	对铜绿假单胞菌作用较庆大霉素强 2~4 倍,对耐药菌株也有效,主要用于铜绿假单胞菌所致的各种感染	耳毒性、肾毒性
链霉素	对多数革兰阴性菌有强大抗菌作用。用于治疗结核病、鼠疫与兔热病(首选药),与四环素合用治疗布氏杆菌病,与青霉素合用治疗链球菌、肠球菌引起的感染性心内膜炎	毒性大,耳毒性多见,可致过敏性休克
大观霉素	对淋病奈瑟菌有高度抗菌活性,仅用于对青霉素、四环素等耐药的淋病或对青霉素过敏者	肾毒性、过敏反应
新霉素	因毒性大,禁止全身用药。口服吸收很少,仅用于肠道感染、肠道消毒及肝性脑病患者,也可局部用于敏感菌引起的皮肤黏膜和眼部感染。但剂量不宜过大	耳毒性、肾毒性最大

(二)氨基糖苷类抗生素用药护理

1. 为防止和减少耳毒性,使用时要严格控制剂量和疗程,疗程一般以 7~10d 为限,用药期间应严密观察眩晕、耳鸣、耳胀感等早期症状,一旦出现,立即停药。不宜与呋塞米、镇吐药、万古霉素、甘露醇等合用,以免加重耳毒性;禁与苯海拉明合用,防止掩盖耳毒性。

2. 用药期间应定期检查尿常规和肾功能,观察是否出现血尿等;不宜与磺胺类、第一代头孢菌素、多黏菌素等合用,以免加重肾毒性。

3. 链霉素引起的过敏性休克发生率低,但病死率高,应警惕。一旦发生,应立即首选葡萄糖酸钙静脉注射,同时皮下或肌内注射肾上腺素。

4. 本类药物静滴过快或同时使用全身麻醉药、骨骼肌松弛药时,可致呼吸衰竭而死亡,一旦发生可用葡萄糖酸钙或新斯的明解救。

5. 本类药物毒性较大,应慎重使用(特别是儿童、老年人、哺乳期妇女、孕妇及肾功能不全者)。重症肌无力、血钙过低者禁用。

三、其他抗生素

(一) 大环内酯类、林可霉素类和多肽类

1. **大环内酯类** 本类药物包括:红霉素、乙酰螺旋霉素、麦迪霉素、交沙霉素、吉他霉素、克拉霉素、阿奇霉素、罗红霉素等,通过抑制菌体蛋白质合成而迅速发挥快效抑菌作用。

(1)红霉素:为碱性抗生素,酸性环境中易被破坏,碱性环境中作用增强。口服易吸收,为避免被胃酸破坏,常服用其肠衣片或酯化产物等,如红霉素肠溶片、硬脂酸红霉素、琥乙红霉素、依托红霉素(无味红霉素)。可供静脉滴注的有乳糖酸红霉素。

1)作用与应用:红霉素对革兰阳性菌有强大抗菌作用,革兰阴性菌如脑膜炎奈瑟菌、流感嗜血杆菌、百日咳杆菌、布鲁杆菌及军团菌对红霉素也高度敏感;对某些螺旋体、肺炎支原体及螺杆菌也有抑制作用。细菌对其耐药性日益增加,本类药物之间有部分交叉耐药性。

主要用于耐青霉素的金黄色葡萄球菌感染和青霉素过敏患者,也可用于白喉带菌者、支原体肺炎、沙眼衣原体所致婴儿肺炎及结肠炎、弯曲杆菌所致败血症或肠炎。红霉素是治疗军团病的首选药。

2)不良反应:主要有胃肠道反应,依托红霉素或琥乙红霉素可引起肝损害,静脉滴注可有局部疼痛或致血栓性静脉炎等。偶见药热、皮疹、耳鸣及暂时性耳聋等。

3)用药护理:红霉素应饭后服用,肠溶片宜整片吞服,以减轻胃肠反应;服药期间不宜饮用酸性饮料,以免降低疗效。乳糖酸红霉素不能用生理盐水溶解,以免发生凝固,应先用注射用水溶解为5%溶液后,再加入0.9%氯化钠注射液或5%葡萄糖溶液稀释后缓慢静脉滴注。但因葡萄糖注射液偏酸性,必须100ml溶液中加入4%碳酸氢钠1ml。静脉滴注时药物浓度不宜过高、滴速不宜过快,用药期间应定期检查肝功能。

(2)阿奇霉素和罗红霉素:抗菌谱和抗菌作用与红霉素相近。阿奇霉素对肺炎支原体的作用是大环内酯类中最强的;罗红霉素对衣原体有较强的作用。主要用于呼吸道及皮肤软组织感染的治疗。不良反应较红霉素少。

(3)克拉霉素(甲红霉素):对革兰阳性菌、嗜肺军团菌、肺炎衣原体的作用是大环内酯类中最强的,对沙眼衣原体、肺炎支原体和流感杆菌、厌氧菌的作用比红霉素强。主要用于呼吸、泌尿及软组织感染,还可用于咽炎、扁桃体炎、急性中耳炎及幽门螺杆菌引起的十二指肠溃疡等。

2. **林可霉素类** 包括林可霉素(洁霉素)和克林霉素(氯洁霉素)。

抗菌谱与红霉素相似但较窄,对革兰阳性菌及厌氧菌具有较强的抗菌作用。抗菌机制与红霉素类似。主要用于厌氧菌所致的口腔感染、腹腔感染、脓肿及妇科感染的治疗,为金黄色葡萄球菌所致的急、慢性骨髓炎的首选药。克林霉素抗菌作用更强,口服吸收好,毒性低,临床常用。胃肠反应较多见,长期用药可引起严重的假膜性肠炎。

用药过程中一旦出现严重腹泻、水样或血样大便应立即停药并报告医师;有胃肠疾病或既往史者及肝、肾功能不全者慎用;孕妇、哺乳期妇女和新生儿禁用。

3. 多肽类

(1)万古霉素和去甲万古霉素:本类药物属于窄谱类抗生素,仅对革兰阳性菌,特别是对青霉素和多种抗生素耐药的金黄色葡萄球菌有强大杀灭作用。作用机制为抑制细菌细胞壁合成,属繁殖期杀菌药。突出优点是不易产生耐药性,与其他抗生素之间无交叉耐药性。口服难吸收,肌内注射可致局部坏死,只宜静脉给药。因毒性大,临床主要用于耐青霉素及头孢菌素的革兰阳性菌所致的严重感染和对其过敏的患者;万古霉素口服治疗难辨梭杆菌性假膜性肠炎有极好疗效。不良反应有耳毒性、肾毒性,偶致过敏性休克,静脉注射万古霉素速度过快可致"红人综合征"等。

(2)多黏菌素 B 和多黏菌素 E:本类药物属于窄谱类抗生素,仅对革兰阴性杆菌如大肠埃希菌、肺炎克雷白杆菌、流感嗜血杆菌等有强大的杀菌作用,特别是对铜绿假单胞菌作用强,为静止期杀菌药。因毒性大,局部用于敏感的铜绿假单胞菌所致的创面感染,注射给药主要用于对其他抗生素耐药而难以控制的铜绿假单胞菌的感染。不良反应有肾毒性、神经毒性及变态反应等。

(二)四环素类与氯霉素

1. 四环素类　分为天然品和人工半合成品两大类。前者包括四环素、土霉素、金霉素,后者包括多西环素(强力霉素)和米诺环素(二甲胺四环素)。

(1)四环素

1)作用与应用:本药对革兰阳性菌的抑制作用强于革兰阴性菌,极高浓度时具有杀菌作用;对衣原体、支原体、立克次体、螺旋体、放线菌等有效,能间接抑制阿米巴原虫;对伤寒杆菌、副伤寒杆菌、铜绿假单胞菌、结核分枝杆菌、真菌和病毒无效。本药是立克次体感染(斑疹伤寒、恙虫病等)的首选药,由于其耐药菌株的日益增多、毒性较大等原因,可作为支原体、衣原体(鹦鹉热)及某些螺旋体感染(回归热等)的次选药物。

2)不良反应:主要有以下几种。

胃肠反应:表现为恶心、呕吐、腹胀、厌食等症状,饭后服用可缓解。

二重感染:长期使用广谱抗生素,使敏感菌受抑制,不敏感菌在体内乘机大量繁殖,导致菌群失调,引发新的感染,又称菌群交替症。常见有白色念珠菌感染,表现为鹅口疮、肠炎等,可采用抗真菌药治疗。严重者可致假膜性肠炎,多为金黄色葡萄球菌、难辨梭状芽胞杆菌所致,表现为剧烈腹泻、脱水甚至休克等症状,一旦发现应立即停药,并用甲硝唑、万古霉素等治疗。

对骨骼和牙齿的影响:主要影响胎儿和婴幼儿,四环素能与新形成的骨、牙齿中钙结合,抑制骨骼生长,使牙釉质变黄和发育不全,俗称"四环素牙"。

肝毒性:大剂量口服或静脉注射可造成急性肝细胞脂肪性坏死,孕妇尤易发生。

其他:肾毒性、光敏反应等。

3)用药护理:嘱患者饭后服药,并告知避免与含有金属离子(钙、铁、铝、镁等)的药物、牛奶及奶制品、抗酸药同服,以免影响药物吸收。嘱患者服药期间避免日光直射或紫外线照射,以免发生光敏反应;发现鹅口疮、剧烈腹泻、发热、休克等症状立即停药并报告医师。静脉滴注时不宜与氢化可的松、钙制剂等配伍,以免引起沉淀、浑浊或降低疗效。孕妇、哺乳期妇女及8岁以下儿童禁用四环素类药物。

(2)多西环素:抗菌谱与四环素相似,作用比四环素强2~10倍,对耐四环素的细菌仍敏感,常作为四环素的替代品。不良反应以胃肠道反应多见,可致光敏反应,用药期间皮肤暴露部位应注意避光。

(3)米诺环素:抗菌谱与四环素相似,抗菌作用在四环素类中最强,对耐四环素的细菌仍敏感,主要用于敏感菌、支原体、衣原体、立克次体等引起的泌尿道、呼吸道、胆道及皮肤软组织感染。不良反应同四环素,还可引起头晕、恶心、呕吐等前庭反应,用药期间不宜从事高空作业、驾驶及机器操作等。

2. 氯霉素类　氯霉素。

1)作用与应用:对革兰阴性菌抑制作用强于革兰阳性菌,为快效抑菌药;对流感嗜血杆菌、脑膜炎奈瑟菌、肺炎链球菌为杀菌药;对革兰阳性菌的抗菌活性不如青霉素类和四环素类;对立克次体、衣原体和支原体也有抑制作用。

由于其毒性反应严重,临床应用受到严格控制,仅限于伤寒和副伤寒、流感嗜血杆菌性脑膜炎、立克次体感染等,局部用于沙眼、结膜炎和化脓性中耳炎等。但一般不作为首选。

2)不良反应:主要包括以下几种。

抑制骨髓造血功能:为氯霉素最严重的不良反应。临床表现为白细胞、血小板减少,严重者可致再生障碍性贫血,虽少见,但死亡率高。

灰婴综合征:新生儿及早产儿由于肝肾功能发育不全,大剂量使用氯霉素出现腹胀、呕吐、发绀、呼吸抑制甚至休克等。40%的患者在症状出现后的2~3d死亡。

其他:胃肠道反应、过敏反应及二重感染等。

3)用药护理:用药期间应每隔3d检查血常规,发现异常立即停药。肝肾功能减退、葡萄糖-6-磷酸脱氢酶缺乏者、婴幼儿、孕妇、哺乳期妇女禁用或慎用。氯霉素为药酶抑制药,与华法林、甲苯磺丁脲、苯妥英钠和氯磺丙脲等药物合用时应监测凝血酶原时间和血糖。

讨论与思考

患者,女,44岁。13年前因心悸、气促、水肿,诊断为风湿性心脏病、二尖瓣狭窄。反复发作,曾多次使用青霉素控制未出现过敏反应,来诊时做青霉素皮试阴性,但肌注青霉素120万U后,出现头晕、面色苍白,旋即晕倒、昏迷、脉搏消失、心跳停止、瞳孔散大。诊断:青霉素过敏性休克。试分析:怎样预防青霉素过敏性休克的发生?一旦发生应如何抢救?

第三节　人工合成抗菌药

一、喹诺酮类

第一代和第二代喹诺酮类由于抗菌作用弱,抗菌谱窄,临床已很少用。而第三代喹诺酮类因引入了氟原子(故称氟喹诺酮类)使抗菌作用增强,通过抑制细菌 DNA 回旋酶,干扰 DNA复制而导致细菌死亡。抗菌谱广,对革兰阴性菌和部分革兰阳性菌、部分对铜绿假单胞菌和淋病奈瑟菌有强大抗菌作用。为广谱杀菌药,临床广泛应用于呼吸、泌尿、肠道感染,对志贺菌引起的细菌性痢疾和沙门菌引起的伤寒或副伤寒是首选药之一。常用的喹诺酮类药见表 2-3。

表 2-3　常用喹诺酮类药的作用特点与应用

常用药物	作用特点与应用
诺氟沙星	抗菌谱广,作用强,尤其对革兰阴性菌如铜绿假单胞菌、大肠埃希菌、沙门菌属、淋病奈瑟菌等有杀灭作用。口服生物利用度较低,临床主要用于敏感菌所致肠道、泌尿道感染和淋病
环丙沙星	抗菌谱广,在同类药中体外抗菌作用最强,有口服和静脉制剂。口服吸收不完全。临床用于呼吸道、消化道、泌尿道、盆腔等部位的感染
氧氟沙星	高效、广谱,口服吸收快而完全,体内分布广。临床主要用于敏感菌引起的呼吸道、泌尿道和妇科感染,也用于伤寒、副伤寒及难治性结核病的治疗
左氧氟沙星	抗菌作用强于氧氟沙星,口服生物利用度高,对临床常见的革兰阳性、革兰阴性致病菌及支原体、衣原体、军团菌、结核杆菌均有较强的杀灭作用。突出的优点是不良反应远低于氧氟沙星
莫西沙星	对革兰阳性菌和革兰阴性菌、厌氧菌、衣原体、结核分枝杆菌和支原体均有较强的抗菌作用。口服吸收好,临床主要用于敏感菌所致的急、慢性支气管炎和上呼吸道感染。其不良反应发生率低,几乎无光敏反应

(一)不良反应

1. 胃肠道反应　胃部不适、恶心、呕吐、食欲缺乏、腹泻或便秘等。

2. 过敏反应　主要表现为皮疹、皮肤瘙痒和剥脱性皮炎等,严重者可致过敏性休克,一旦发现,应及时停药,并采取抗过敏治疗。可诱发光敏性皮炎,即光照部位皮肤出现瘙痒性红斑,严重者皮肤糜烂、脱落,停药后可恢复。

3. 中枢神经系统反应　失眠、头痛、头晕,重者可见抽搐、惊厥、精神异常等,尤其是与茶碱类或非甾体类抗炎药同时使用,更易导致中枢毒性的发生。

4. 软骨损害　可影响软骨细胞的发育,尤其是儿童和胎儿,导致关节肿胀和疼痛、肌腱炎及肌腱断裂等。

5. 其他　间质性肾炎(血尿、结晶尿等)、肝损伤、心脏毒性、眼毒性、周围神经的刺激症状,静脉给药致局部刺激等。

儿童、孕妇及哺乳期妇女和对本类药过敏者禁用,有胃溃疡史、精神病史和癫痫患者慎用或禁用。

(二)用药护理

嘱患者用药期间避免阳光和紫外线照射,否则发生光敏性皮炎;避免与抗酸药、硫糖铝、铁剂及含金属离子的药物合用,以免降低疗效;避免与茶碱类或非甾体类抗炎药同时使用,以免加重中枢神经系统的毒性。

二、磺胺类与甲氧苄啶

(一)磺胺类

磺胺类是最早人工合成并用于治疗感染性疾病的抗菌药,常用药物有磺胺甲噁唑(SMZ)、磺胺嘧啶(SD)、磺胺米隆(SML)、磺胺嘧啶银(SD-Ag)、磺胺醋酰钠(SA-Na)和柳氮磺砒啶(SASP)等。

1. 作用与应用

(1)抗菌范围较广,对多种敏感细菌有抑制作用。如革兰阳性菌中的溶血性链球菌、肺炎链球菌;革兰阴性菌中的脑膜炎奈瑟菌、淋病奈瑟菌、流感嗜血杆菌、鼠疫杆菌、大肠埃希菌、变形杆菌、伤寒沙门菌等;对放线菌、沙眼衣原体、疟原虫及弓形虫病也有抑制作用。但对支原体、立克次体和螺旋体无效,甚至可促进立克次体的生长。

(2)作用机制是通过与对氨苯甲酸竞争二氢叶酸合成酶,阻止细菌二氢叶酸合成,进而影响细菌核酸合成,发挥慢效抑菌作用。磺胺药和甲氧苄啶的作用机制见图2-3。使用时须注意:脓液及坏死组织、普鲁卡因均可降低其抗菌效果。

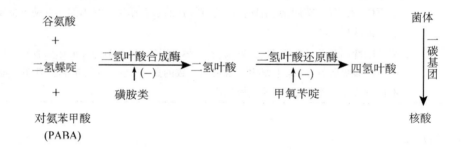

图2-3 磺胺类和甲氧苄啶的作用机制

(3)常用磺胺药的特点及应用

1)磺胺嘧啶(SD):口服易吸收,但吸收缓慢。易通过血-脑脊液屏障,脑脊液中血药浓度高,可作为流行性脑脊髓膜炎的首选药之一。但在尿中易形成结晶析出,肾损害较重。

2)磺胺甲噁唑(SMZ,新诺明):口服吸收与排泄缓慢,可用于治疗流行性脑脊髓膜炎、大肠埃希菌引起的单纯性尿道炎、呼吸道感染、伤寒等。较少引起肾损害。

SML和SD-Ag特别适用于烧伤创面感染,其中SD-Ag抗菌活性强,并有收敛、促进创面干燥、结痂及愈合的作用。SA-Na用于眼部感染如细菌性结膜炎、沙眼等。

SASP口服难吸收,本身无抗菌活性,但在肠腔内可释放出有活性的5-氨基水杨酸和磺胺吡啶,具有抗炎、抗菌及免疫抑制作用,口服用于急、慢性溃疡性结肠炎及类风湿关节炎。

2. 不良反应

(1)肾脏损害:磺胺类药及其乙酰化产物在酸性尿液中易析出结晶损伤肾脏,出现结晶尿、管型尿、血尿、尿痛等。

(2)过敏反应:以药热、皮疹多见,偶见多形性红斑、剥脱性皮炎,严重者可致死。

(3)抑制造血功能:导致粒细胞、血小板减少,极少数出现再生障碍性贫血,葡萄糖-6-磷酸脱氢酶缺乏的患者可致溶血性贫血,故禁用。

（4）神经系统反应:如头痛、眩晕、失眠和全身乏力等。用药期间避免高空作业和驾驶。

（5）其他:胃肠道反应、新生儿、早产儿可致核黄疸等,故新生儿、早产儿及孕妇禁用。

3. 用药护理

（1）用药前询问过敏史,对磺胺药过敏者禁用。用药期间,如有过敏现象立即停药,并报告医师,采取抗过敏治疗,并嘱患者避免阳光和紫外线照射。

（2）不宜与局麻药普鲁卡因等合用,以免降低药效。

（3）用药期间多饮水,同服碳酸氢钠碱化尿液可防止肾损害。并定期查血、尿常规,发现血象异常或血尿、结晶尿等立即停药。老年人、肾功能不全、少尿及休克患者禁用。

（二）甲氧苄啶（TMP,磺胺增效剂）

抗菌谱与磺胺类相似,对多数革兰阳性菌和革兰阴性菌有效。通过抑制二氢叶酸还原酶,阻碍四氢叶酸合成。单用易产生耐药性。临床主要与 SMZ 或 SD 合用,可使细菌的叶酸代谢受到双重阻断,抗菌作用明显增强,甚至产生杀菌作用,用于治疗呼吸道、泌尿道及肠道感染。本药毒性小,但大剂量长期应用可致白细胞减少、血小板减少及巨幼红细胞性贫血,应注意查血象,必要时可用甲酰四氢叶酸治疗。可致畸胎,孕妇禁用。

> **重点提示**
>
> 磺胺甲噁唑（SMZ）与甲氧苄啶（TMP）配伍的原因:①SMZ 与 TMP 半衰期相近（$t\frac{1}{2}$ 10~12h）;②双重阻断（SMZ 抑制二氢叶酸合成酶、TMP 抑制二氢叶酸还原酶）;③合用结果是扩大抗菌谱、增强抗菌作用、延缓耐药性产生。

三、硝基呋喃类与硝基咪唑类

（一）硝基呋喃类

常用呋喃妥因、呋喃唑酮和呋喃西林。抗菌谱广,对多种革兰阳性菌和革兰阴性菌均有效,不易产生耐药性。

1. 呋喃妥因（呋喃坦啶）　口服易吸收,尿中原型药达 40%,临床主要用于敏感菌引起的急性下尿路感染。常见不良反应有胃肠道反应,偶见过敏反应。葡萄糖-6-磷酸脱氢酶缺乏者用药后易发生急性溶血。

2. 呋喃唑酮（痢特灵）　口服难吸收,肠腔内浓度高,主要用于肠炎、细菌性痢疾及幽门螺杆菌引起的胃、十二指肠溃疡等。不良反应少见,有较轻的胃肠反应。

3. 呋喃西林　因毒性大,仅作为表面消毒药,用于化脓性中耳炎、伤口感染等。

（二）硝基咪唑类

1. 甲硝唑（灭滴灵）

（1）作用与应用

1）抗厌氧菌:对革兰阳性和革兰阴性厌氧杆菌或球菌均有杀灭作用,为抗厌氧菌感染的首选药,主要用于厌氧菌引起的口腔、腹腔、盆腔、泌尿生殖道、下呼吸道感染及败血症、骨髓炎等。

2）抗阿米巴原虫:对肠内、肠外阿米巴滋养体均有杀灭作用,是治疗阿米巴痢疾和肠外阿米巴病的首选药。

3）抗滴虫：对阴道滴虫有强大的杀灭作用，是治疗阴道滴虫感染的首选药。夫妇同服，以求根治。

4）抗贾第鞭毛虫：是目前治疗贾第鞭毛虫最有效的药物，治愈率达90%。

重点提示

甲硝唑是治疗厌氧菌、阿米巴原虫、阴道滴虫及贾第鞭毛虫感染的首选药。

（2）不良反应：主要有胃肠道反应；神经系统反应有头痛、头晕、惊厥、共济失调、肢体麻木等；偶见荨麻疹、红斑、瘙痒、白细胞轻度减少等。孕妇、哺乳期妇女、有器质性中枢神经系统疾病及血液病患者禁用，肝肾疾病者慎用。

（3）用药护理

1）嘱患者饭后服药，用药期间禁止饮酒或饮用含乙醇的饮料，否则因抑制乙醇代谢，导致乙醛中毒，引起双硫仑样反应。

2）治疗滴虫性疾病时嘱患者每日更换内裤，且夫妻同治。

3）用药期间尿液可呈棕红色，应向患者说明。

4）出现四肢麻木、感觉异常、共济失调等中枢症状者立即停药。

2. **替硝唑** 抗厌氧菌作用与甲硝唑相似，但对脆弱杆菌及厌氧芽胞杆菌作用强于甲硝唑，临床应用与甲硝唑相似。不良反应比甲硝唑少而轻。用药护理同甲硝唑。

讨论与思考

患者，男，35岁。突发高热、寒战，继之出现腹痛、腹泻和里急后重，大便开始为稀便，迅速转为黏液脓血便，左下腹压痛及肠鸣音亢进，诊断为急性细菌性痢疾。医嘱：左氧氟沙星治疗。请分析选用此药的理论依据？应如何做好用药护理？

第四节　抗结核病药

目前临床常用的抗结核病药主要有两类：第一线抗结核病药包括异烟肼、利福平、乙胺丁醇、链霉素、吡嗪酰胺等。第二线抗结核病药有对氨基水杨酸钠、氨硫脲、乙硫异烟胺、卷曲霉素和环丝氨酸等，主要用于对第一线抗结核病药产生耐药性的患者或与其他抗结核病药配伍使用。此外，近几年又开发出一些疗效较好，毒性反应相对较小的新一代的抗结核病药，如利福喷汀、利福定和司帕沙星等。

一、常用药物

（一）异烟肼（雷米封）

1. **作用与应用** 对结核分枝杆菌有高度选择性，穿透力强，具有效高、低毒、价廉、可口服等优点，故对各种类型的结核病患者均为首选药物。单用易产生耐药性，与其他抗结核病药联合应用，可延缓耐药性的产生。

重点提示

治疗早期轻症肺结核和预防用药时可单独使用。规范化治疗时,为防止或延缓耐药性的产生,必须联合使用其他抗结核病药。

2. 不良反应　发生率与用药剂量及疗程有关,治疗量时不良反应少而轻。

(1)神经系统毒性:可引起①周围神经炎,表现为手足麻木、肌肉震颤和步态不稳等。大剂量可出现头痛、头晕、兴奋和视神经炎,严重时可导致中毒性脑病和精神病。②中枢神经系统损害,表现为头痛、眩晕、失眠等,过量可引起昏迷、惊厥、精神失常、抽搐等,甚至死亡。可能与维生素 B_6 排泄增加和(或)竞争性抑制维生素 B_6 参与的有关物质代谢有关。异烟肼过量中毒可用维生素 B_6 对抗。

(2)肝毒性:可损伤肝细胞,使转氨酶升高,出现黄疸,严重时致肝小叶坏死。

(3)其他:胃肠道反应,偶见过敏反应等。

3. 用药护理

(1)嘱患者遵医嘱按时、按剂量服药,不可自行调整,以免影响疗效或发生不良反应。

(2)告知患者服药后可能出现肝损害等不良反应;服药期间应禁酒,定期检查肝功能;如出现厌食、乏力、手足麻木等应及时就诊。

(3)应空腹服药以利药物吸收,常采用清晨顿服法,如果胃肠反应较重时可改为饭后服。

(二)利福平

1. 作用与应用　有很强的抗结核杆菌作用,对其他革兰阳性菌和阴性菌也有效,但易产生耐药性。常与其他抗结核药联合使用,可治疗各种类型的结核病,包括初治及复发患者。还可用于麻风病和耐药金黄色葡萄球菌及其他敏感病原体所致感染。局部用药可用于沙眼、急性结膜炎及病毒性角膜炎的治疗。

2. 不良反应

(1)胃肠道反应:恶心、呕吐等,一般不严重。

(2)肝毒性:少数患者出现黄疸、转氨酶升高、肝大等,与异烟肼合用更易发生。有肝病者慎用,有黄疸者禁用。

(3)流感综合征:出现发热、寒战、头痛、肌肉酸痛等类似感冒的症状。

(4)其他:过敏反应、致畸胎等,故妊娠早期妇女禁用。

3. 用药护理

(1)利福平常采用清晨空腹服用,不能与牛奶、米汤同服,以免影响吸收。

(2)其肝毒性在与异烟肼合用、有慢性肝病者、老年人及嗜酒者易发生,嘱患者用药期间禁酒,定期检查肝、肾功能及血象。

(3)应告诉患者,服利福平可使汗液、唾液、泪液、痰液及大小便呈橘红色,不必惊慌。但出现皮肤瘙痒、皮疹等过敏症状时要及时报告医师。

(4)利福平是肝药酶诱导剂,可加速自身及许多药物的代谢,使强心苷类、普萘洛尔、皮质激素、雄激素、口服抗凝药、口服降糖药等疗效降低。

(5)应告知应用利福平的育龄妇女,此时最好不用口服避孕药,而改用其他方法避孕。

其他抗结核病药见表 2-4。

表 2-4 其他抗结核病药

常用药物	作用与应用	主要不良反应
乙胺丁醇	对繁殖期结核杆菌抑菌较强,对链霉素和异烟肼耐药的结核分枝杆菌也有效,适用于链霉素和异烟肼治疗无效的患者	球后视神经炎
链霉素	抗结核杆菌作用不及异烟肼和利福平,为细胞外杀菌药。主要用于结核急性期,对渗出性病灶疗效较好,与其他药物合用于浸润性肺结核、粟粒性结核	易产生耐药性,耳毒性发生率高
吡嗪酰胺	多用于非典型的分枝杆菌和结核病的反复治疗,为细胞内杀菌药	肝损害
对氨基水杨酸钠	仅对细胞外的结核杆菌有抑菌作用,常与其他抗结核药合用	胃肠道反应、过敏反应

二、临床用药原则

1. 早期用药　指患者一旦确诊为结核病后立即给药治疗。
2. 联合用药　指根据不同病情和抗结核病药的作用特点联合两种或两种以上药物。一般在应用异烟肼基础上加一种或两种其他抗结核病药。
3. 适量用药　指用药剂量要适当。
4. 规律用药　指根据病情需要有计划、有规律地确定与调整用药的剂量、品种和疗程。
5. 全程用药　结核病是一种容易复发的疾病,其治疗必须坚持长期用药,不能随意改变药物剂量或改变药物品种,更不宜过早停药,否则难以获得成功的治疗。

重点提示

　　坚持有规律全程用药,不过早停药是结核化疗成功的关键。

讨论与思考

　　患者,女性,28 岁,被确诊为肺结核,痰菌阴性,X 线片显示病灶略有钙化,初治口服异烟肼、利福平。用药 1 个月后,患者自觉症状好转,自行停药。1 年后复发,痰菌阴性,X 线片显示病灶变大。试分析:①患者复发的原因是什么？②如何指导患者防止结核病复发？

第五节　抗真菌药与抗病毒药

一、抗真菌药

　　抗真菌药是指抑制真菌生长繁殖或者直接杀灭真菌的一类药物。真菌感染大致可分为浅部真菌感染和深部真菌感染两类。浅部感染常由各种癣菌引起,危害性小,发病率高。治疗药物常有灰黄霉素、制霉菌素或局部应用的咪康唑和克霉唑等。深部感染常由念珠菌和隐球菌引起,发病率虽低,但危害性大,常可危及生命,治疗药物有两性霉素 B 及咪唑类抗真菌药等。

1. **两性霉素 B (庐山霉素)**　为广谱抗真菌药,对多种真菌有较强抑菌作用,高浓度时杀菌。为目前治疗深部真菌感染的首选药,静脉给药治疗深部真菌感染,口服仅用于肠道真菌感染,外用治疗皮肤、指甲及黏膜等表浅部真菌感染。不良反应较多,毒性大,肾损害最常见,少数发生低钾血症、肝损害和贫血,静脉滴注过快可引起惊厥和心律失常,甚至心脏停搏。故患者用药初期必须住院严密观察,定期做血钾,血、尿常规,肝肾功能和心电图检查。

2. **其他常用抗真菌药**　应用和不良反应见表 2-5。

表 2-5　常用抗真菌药的应用和不良反应

分类与药名	抗真菌谱	应　用	主要不良反应
1. 抗生素类			
制霉菌素	广谱,阴道滴虫	外用治疗皮肤、黏膜浅表真菌感染,口服仅用于肠道念珠菌感染	毒性大,只作为局部用药
灰黄霉素	各种浅部真菌	头癣、体股癣和手足癣	较轻,只口服有效,外用无效
2. 人工合成类			
酮康唑	广谱	深部、皮下及浅表真菌感染	偶有肝毒性
克霉唑	广谱	外用治疗各种浅部真菌感染	轻微
氟胞嘧啶	广谱	隐球菌、念珠菌和着色霉菌感染	对肝、肾有一定毒性
特比萘芬	广谱,对多数真菌都有作用	主要用于浅表真菌引起的皮肤和指甲的感染	轻微

二、抗病毒药

病毒包括 DNA 及 RNA 病毒,是最简单的微生物,不具备细胞结构,主要由核酸(DNA 或 RNA)组成核心,外面包以蛋白质外壳,外壳能吸附于宿主细胞表面并穿入细胞内引起感染,利用宿主细胞的代谢酶进行繁殖。病毒性疾病是最常见的感染性疾病之一,但安全、有效、不良反应少的药物较少。常用抗病毒药见表 2-6。

表 2-6　常用抗病毒药的应用和不良反应

药　名	抗病毒谱	应　用	主要不良反应
齐多夫定	HIV 病毒	治疗 AIDS 首选药	骨髓抑制
阿昔洛韦	单纯疱疹病毒	治疗单纯疱疹病毒感染的首选药	胃肠反应、头痛、斑疹
碘苷	DNA 病毒	滴眼用于急性疱疹性角膜炎及其他疱疹性眼病	头痛、乏力、失眠、恶心呕吐等
利巴韦林	多种 RNA 和 DNA 病毒	流行性出血热,甲、乙型流感,疱疹及甲型肝炎	眼花、口干、失眠、幻觉等
金刚烷胺	A 型流感病毒	预防 A 型流感病毒感染	一过性发热,偶有骨髓抑制和肝损害
干扰素	广谱	病毒性肝炎、其他急性病毒感染性疾病慢性乙型和丙型肝炎	轻微

讨论与思考

患者,男性,17 岁,因高热就诊入院。头痛、咽部充血红肿,乏力倦怠,无明显咳嗽,无腹痛腹泻。诊断为:病毒性流感。给予利巴韦林氯化钠注射液 500mg 静脉滴注,用药至第 3 天,患者出现恶心呕吐、腹部不适、食欲缺乏等症状。请问:①患者出现胃肠道症状的可能原因? ②如何处理?

第六节 消毒防腐药

消毒药是指能迅速杀灭微生物的药物,防腐药是指能抑制病原微生物的生长繁殖的药物。低浓度的消毒药只有防腐作用,高浓度的防腐药也有消毒作用,这两类药物之间并没有严格的界限,一般总称为消毒防腐药(表 2-7)。因本类药物对病原体和人体组织无选择性,因此一般仅作为局部用药,主要用于皮肤、黏膜、创面、排泄物、器械和环境的消毒。

表 2-7 常用消毒防腐药的应用及用药护理

常用药物	应 用	用药护理
乙醇	有脱水凝固蛋白质等作用。75%用于皮肤及器械表面消毒等;50%用于预防压疮,20%～30%用于高热患者物理退热擦浴	使用时避免接触眼睛;不能用于破损皮肤及糜烂、渗液的部位
苯酚	3%～5%用于手术器械、房屋消毒等;0.5%～1%水溶液和 2%药膏用于皮肤防腐、止痒等	避免用在破损皮肤和伤口处
碘伏	广谱杀菌剂,可用于皮肤消毒、外伤皮肤或黏膜消毒	碘过敏者慎用;不宜用于 20%以上的大面积烧伤
84 消毒液	为高效、速效、广谱、无毒消毒液,可用于金属器械、非金属器皿、餐具、衣物及环境消毒	金属器械消毒后及时取出擦干存放
水杨酸	用于抑制头屑和治疗脂溢性皮炎、手癣、足癣。10%～25%的溶液可用于治疗鸡眼和疣;3%～6%乙醇溶液或 5%的软膏用于表皮癣病	糖尿病、四肢周围血管疾病患者及婴幼儿慎用
醋酸	0.5%～2%溶液用于洗涤烧伤感染的创面。0.1%～0.5%冲洗阴道治疗滴虫阴道炎,2ml/m³ 的食醋加热蒸发消毒房屋	轻微
过氧乙酸	0.1%～0.2%的溶液用于洗手消毒;0.04%的溶液喷雾或熏蒸用于空气、地面、墙壁、家具及垃圾物消毒;1%溶液浸泡用于衣服、被单消毒	禁用于金属器械消毒;气温低时应延长消毒时间;现配现用,存于阴凉处
高锰酸钾	为强氧化剂,杀菌力极强,具收敛作用。用于皮肤黏膜消毒及坐浴。也可用于某些毒物中毒洗胃;还可用于蔬菜水果消毒	临用时用凉开水配制;高浓度溶液有刺激性,易损伤皮肤;避光保存
环氧乙烷	是广谱、高效的气体杀菌消毒剂。常用于器械、被服、敷料、塑料、橡胶制品及书籍、包装材料等的消毒,也可用于烟草、皮革等的灭菌	易燃易爆,注意防火,密闭于阴凉处;对眼、呼吸道有刺激;皮肤不宜过度接触

讨论与思考

患者,女,56 岁。因患脑血栓长期卧床不起,医嘱应用乙醇预防压疮。请问:①应选用何种浓度的乙醇? ②乙醇都有哪些作用?

实践 2-1　青霉素过敏性休克的解救及护理

【实践目的】　掌握青霉素过敏性休克的观察、抢救及正确应用各种护理技能操作。

【实践材料】　案例。

【实践方法】　情景教学。

案例:患者,女,18 岁。因寒战、高热、胸痛、咳嗽、咳铁锈色痰入院。入院后,胸透显示右上肺有片状致密阴影,实验室检查 WBC 15.6×10⁹/L,诊断为大叶性肺炎。

情景一:主管医师王医生检查后开出医嘱:青霉素钠 640 万 U+5% 葡萄糖 500ml 静脉滴注。责任护士小黄接到医嘱,在给病人用药前,应做什么?

情境二:患者青霉素皮试阴性,但静脉滴注青霉素几分钟后即出现心慌、胸闷、头晕,继而面色发白、呼吸急促。护士小黄闻讯赶来,看到此情景,她应该做什么?

【实践结果】

案例	结论
情景一	
情景二	

【讨论】　在病人发生过敏性休克过程中,护士应如何观察病人的病情变化?

实践 2-2　链霉素的急性中毒与解救

【实践目的】　观察链霉素的急性中毒症状,了解其解救方法。

一、小白鼠实验法

【实践材料】

1. 动物　小白鼠 2 只。
2. 药品　4% 硫酸链霉素溶液,5% 氯化钙溶液,生理盐水。
3. 器材　托盘天平,大烧杯,注射器(1ml)。

【实践方法】　取小白鼠 2 只,编号,称重,观察并记录其呼吸情况、四肢肌张力情况。两鼠分别按 0.1ml/10g 体重,腹腔注射 5% 硫酸链霉素溶液,观察并记录现象。待毒性症状出现后(四肢无力,呼吸困难,肌肉震颤),两鼠分别腹腔注射 5% 氯化钙溶液和生理盐水 0.1ml/10g,观察并记录两鼠的变化。

【实践结果】

鼠号体重(g)	给药前		用链霉素后		给解救药	解救结果
	呼吸	肌张力	呼吸	肌张力		
甲					5%氯化钙溶液	
乙					生理盐水	

二、家兔实验法

【实践材料】

1. 动物 家兔2只。

2. 药品 25%硫酸链霉素溶液;5%氯化钙溶液;生理盐水。

3. 器材 剪刀;酒精棉球;注射器(10ml)。

【实践方法】 取家兔2只,编号,称重,观察并记录其呼吸情况、四肢肌张力、翻正反射情况。两兔分别按1.6ml/kg体重,由耳静脉注射25%硫酸链霉素溶液,观察并记录现象。待毒性症状出现后(四肢无力,呼吸困难,肌肉震颤),甲兔耳静脉注射5%氯化钙溶液1.6ml/10g,乙兔耳静脉注射等量的生理盐水,观察症状有何改变?

【实验结果】

编号	体重(g)	处理阶段	观察项目		
			四肢肌张力	呼吸情况	翻正情况
		用药前			
		用链霉素后			
		用药前			
		用链霉素后			
		用氯化钙后			

【讨论】 链霉素的急性中毒症状主要表现在哪些方面? 如何解救及其解救原理?

实践2-3 抗生素合理应用案例讨论

【实践目的】 通过抗生素用药的现象分析,理解抗生素用药存在的问题及解决方法。

【实践材料】 案例2份。

【实践方法】 讨论案例。

1. 目前每一个临床科室、每一位临床医师都在使用抗生素,而且不论医师,还是患者都乐意使用新型、广谱抗生素。而一般医院使用最多的10种抗生素中,超过一半都是新型抗生素。1978年,医务人员在上海抽检了200株金黄色葡萄球菌,分离出的耐甲氧西林金黄色葡萄球菌(简称MRSA)还不到5%。而现在,MRSA在医院内感染的分离率已高达60%以上。耐药性越强,意味着感染率和病死率越高。专家调查发现,在住院的感染患者中耐药菌感染的病死率(11.7%)比普通感染的病死率(5.4%)高出1倍多。

2. 重症监护病房的一名 21 岁女孩,刚接受了肺移植,但医师发现了高度耐药的鲍曼不动杆菌。它能抵抗现有的几乎所有抗生素,仅对多黏菌素敏感,但患者患有肾衰竭。这名携带"超级细菌"的患者,幼儿时就被诊断患肺部囊性纤维化——这是一种极易受到细菌感染的疾病。因此,她一直在使用各种抗生素,大量的抗生素虽然杀死了无数试图侵蚀患者的细菌,但也"锤炼"出了不再害怕它们的"超级细菌"。

附:"超级细菌"是指那些几乎对所有抗生素都有抵抗能力的细菌。

【实践结果】

案例	现象	结论
1		
2		

【讨论】　怎样做到合理应用抗生素?

（苏　艳　刘浩芝）

第 3 章

抗寄生虫病药

学习要点
1. 甲硝唑、氯喹、伯氨喹及乙胺嘧啶的作用和不良反应。
2. 抗血吸虫病药和抗肠蠕虫病药的作用特点和应用。
3. 甲硝唑、氯喹及抗肠蠕虫病药的用药护理。

一、抗 疟 药

疟疾是由疟原虫引起、由雌性按蚊传播的寄生虫传染病。临床以间歇性寒战、高热、出汗、大汗后缓解为特征。抗疟药是防治疟疾的重要药物(图 3-1)。

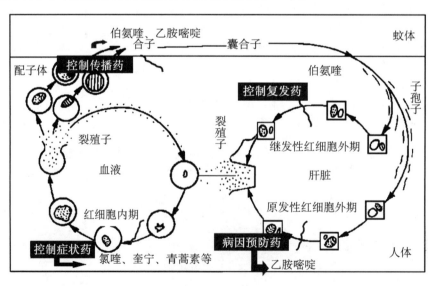

图 3-1　疟原虫生活史及抗疟药的作用环节

（一）主要用于控制症状的药物

1. 氯喹　有抗疟作用,对间日疟和三日疟原虫,以及敏感的恶性疟原虫红细胞内期的裂殖体有杀灭作用,起效快、疗效高、作用持久。氯喹对阿米巴滋养体有强大杀灭作用,在肝内浓度高,可用于治疗阿米巴肝脓肿;大剂量氯喹能抑制免疫反应,偶尔用于类风湿关节炎、系统性红斑狼疮等免疫功能紊乱性疾病。不良反应有头晕、头痛、胃肠道反应、皮疹等,停药后可消失。大剂量或快速静脉给药时,可致低血压、心律失常或心搏骤停等。

2. 奎宁　奎宁是从金鸡纳树皮中提取的一种生物碱,能杀灭红细胞内期疟原虫,控制疟疾症状,但疗效不及氯喹,其毒性较大。主要用于耐氯喹或耐药的恶性疟,尤其是脑型疟患者。不良反应主要有金鸡纳反应,如恶心、呕吐、头痛、听力和视力下降等,停药能恢复。

3. 青蒿素　青蒿素是从中药黄北蒿中提取的一种萜类成分。临床主要用于对氯喹耐药的疟原虫感染,对脑型疟效果好。与其他抗疟药联合应用可降低效率。

（二）主要用于控制复发和传播的药物

伯氨喹是控制疟疾复发和传播的首选药。对良性疟继发性红外期的疟原虫有杀灭作用,用于控制良性疟的复发;与氯喹合用可根治良性疟,杀灭人体血液中的各种疟原虫配子体,用于控制疟疾的传播。不良反应严重,治疗量可引起头晕、恶心、呕吐、腹痛等。大剂量（60～240mg/d）时,可致高铁血红蛋白血症伴有发绀。孕妇及肝、肾功能不全者慎用。

（三）主要用于病因预防的药物

乙胺嘧啶对各种疟原虫性红细胞外期的裂殖体有杀灭作用,作用持久,是病因性预防的首选药。但当含有乙胺嘧啶的血液被吸入蚊体内后,乙胺嘧啶能阻止疟原虫在蚊体内的有性生殖,在疟疾流行区可用于群众性预防,以阻断疟疾的传播。不良反应少,长期应用可引起巨幼红细胞贫血,可用甲酰四氢叶酸治疗,长期应用应定期检查血象。

二、抗阿米巴病药与抗滴虫病药

阿米巴病是由溶组织阿米巴原虫感染所引起,包括肠内阿米巴病（阿米巴痢疾）和肠外阿米巴病（阿米巴肝脓肿、肺脓肿等）。

1. 甲硝唑　甲硝唑对肠内、肠外阿米巴滋养体均有强大杀灭作用,是治疗肠内、肠外阿米巴病的首选药,根治肠内阿米巴应与二氯尼特合用;是治疗阴道滴虫病的首选药;目前是治疗贾第鞭毛虫病最有效的药物。抗厌氧菌、不良反应和用药护理（见第 2 章第三节）。

除甲硝唑外,本类药物还有替硝唑、奥硝唑等,药理作用与甲硝唑相似,不良反应比甲硝唑少。

2. 二氯尼特　本品对阿米巴原虫有直接杀灭作用,对于无症状或有轻微症状的排包囊者有良好疗效,目前也是治疗无症状带阿米巴包囊者的首选药,对慢性阿米巴痢疾有效。

依米丁（吐根碱）、去氢依米丁用于急性阿米巴痢疾与阿米巴肝脓肿。

三、抗血吸虫药与抗丝虫病药

（一）抗血吸虫病药

吡喹酮为广谱抗血吸虫药,对血吸虫成虫有迅速而强效的杀灭作用,对幼虫作用较弱,吡喹酮是目前治疗血吸虫病的首选药物。对各种绦虫感染和其幼虫引起的囊虫病、包虫病也有不同程度的疗效,是首选抗绦虫病药。不良反应少而短暂,口服后可出现恶心、腹痛、腹泻、头痛、眩晕、嗜睡等,服药期间避免驾车和高空作业。

(二)抗丝虫病药

乙胺嗪对马来丝虫和班氏丝虫的微丝蚴和成虫均有杀灭作用,乙胺嗪是治疗丝虫病的首选药。药物本身不良反应轻微,但因成虫和微丝蚴死亡释放出大量异体蛋白引起的过敏反应明显,还可见畏寒、发热、哮喘、心率快、胃肠功能紊乱等,用地塞米松可缓解症状。

四、抗肠蠕虫病药

见表 3-1。

表 3-1 常用抗肠蠕虫药作用比较

药物	作用与应用					主要不良反应
	蛔虫	蛲虫	鞭虫	钩虫	绦虫	
甲苯达唑	√	√	√	√	√	大剂量偶见粒细胞减少,转氨酶升高,肝肾功能不全者禁用
阿苯达唑	√	√	√	√	√	大剂量偶见转氨酶升高,肝肾功能不全者禁用
左旋咪唑	√	√		√		失眠、头晕、少数患者转氨酶升高
噻嘧啶	√	√		√		少数患者出现血清转氨酶升高,肝功能不全者禁用
哌嗪	√	√		√		偶见胃肠道反应,过量可致短暂性震颤、共济失调等
氯硝柳胺					√	偶见消化道反应

五、抗寄生虫药用药护理

1. 氯喹长期大剂量应用可引起视力障碍,应定期进行眼科检查。

2. 有特异质反应的患者应用伯胺喹、奎宁可引起急性溶血,出现寒战、高热、血红蛋白尿和急性肾衰竭,甚至死亡,体内缺乏葡萄糖-6-磷酸脱氢酶者禁用。

3. 氯喹、奎宁用量过大或静脉滴注速度过快,可引起心律失常,应注意监测心电图。

4. 抗疟药氯喹、乙胺嘧啶以及甲苯达唑、阿苯达唑、噻嘧啶等抗肠蠕虫药有致畸作用,故妊娠期妇女、哺乳期妇女、2岁以下儿童禁用。

5. 甲硝唑抑制乙醇代谢,服药期间禁饮含乙醇饮料、禁饮酒。

讨论与思考

患者,男,26岁。患者一向身体健康。从海南打工回湖南,出现间歇性畏寒、寒战,发热、热退后大汗,间歇期情况良好,初步诊断为疟疾。为控制症状,并防止复发,选用何药治疗? 应对患者进行哪些用药护理?

(闫建坤)

第4章

抗恶性肿瘤药

学习要点

1. 抗恶性肿瘤药的分类和作用。
2. 常用抗恶性肿瘤药的应用和不良反应。
3. 常用抗恶性肿瘤药的用药护理。

第一节 概 述

恶性肿瘤也称癌症,是严重危害人类健康的常见病、多发病。目前临床上采用手术、药物治疗(化疗)、放射治疗、免疫治疗、基因治疗、造血干细胞移植及中医中药等相结合的综合治疗,其中化学治疗在综合治疗中占有重要的地位,可明显改善癌症患者的生存时间和生活质量。

一、抗恶性肿瘤药的分类

1. **根据药物的化学结构与来源** 分为烷化剂、抗代谢药、抗肿瘤抗生素、抗肿瘤植物药、杂类等。

2. **根据药物的作用机制**

(1)干扰叶酸合成:如甲氨蝶呤、氟尿嘧啶、巯嘧啶等。

(2)破坏 DNA 结构与功能药:如环磷酰胺、氮芥、顺铂等。

(3)干扰转录过程和阻止 RNA 合成药:放线菌素、卡铂等。

(4)抑制蛋白质合成:长春碱、长春新碱、紫杉醇。

(5)改变体内激素平衡药:糖皮质激素、雌激素、雄激素等。

3. **根据药物对细胞增殖周期的影响**

(1)周期非特异性化疗药:对增殖周期各阶段细胞均有杀灭作用,有烷化剂、抗肿瘤抗生素、铂类配合物等。

(2)周期特异性化疗药:仅对增殖周期中某特定阶段有杀灭作用,主要作用于 S 期的药物有抗代谢药,主要作用于 M 期的药物有长春碱类。

二、抗恶性肿瘤药的不良反应与用药护理

化疗药物对肿瘤细胞缺乏足够的选择性,在杀伤肿瘤细胞的同时,对正常组织细胞也有不同程度的损伤作用,毒性反应成为肿瘤化疗时药物用量受到限制的主要因素。

(一)抗恶性肿瘤药的共有毒性反应

1. 消化道反应　最常见,表现为恶心、呕吐、食欲减退、口腔溃疡、胃炎、胃肠溃疡等。

2. 抑制骨髓造血功能　抗恶性肿瘤药最严重的不良反应,表现为白细胞、红细胞、血小板减少,严重时可发生再生障碍性贫血。激素类、博来霉素等对骨髓无明显抑制作用。

3. 脱发现象　多数抗恶性肿瘤药能损伤毛囊上皮细胞,引起不同程度的脱发。

(二)抗恶性肿瘤药的特有毒性反应

1. 肝损害　表现为肿大、黄疸、中毒性肝炎等。

2. 肾损害　表现为血尿、蛋白尿、血尿素氮升高,严重时可引起肾衰竭。大剂量环磷酰胺可引起出血性膀胱炎。

3. 肺毒性及心脏毒性、周围神经毒性　表现为肺纤维化、急性心律失常和慢性心肌病变等。

(三)抗恶性肿瘤药的远期毒性

远期毒性主要见于化疗后长期生存的患者。有免疫功能下降,易诱发感染;影响生殖功能,可出现精子减少,闭经,不育症,畸胎;有些药物具有致癌性,诱发新肿瘤。

(四)抗恶性肿瘤药的用药护理

1. 护士应认真介绍化疗目的、注意事项、成功案例,帮助病人保持良好的精神状态和营养状态,使患者树立自信心,确保化疗顺利完成。

2. 每周检查血象 1~2 次;注意观察患者有无出血倾向和感染先兆,防止意外损伤,如有此类现象应报告医生。

3. 用药期间应定期检查肝肾功能,肝肾损害严重时应停药,告知患者采用高糖、高蛋白、低脂、高维生素饮食;化疗期间鼓励病人大量饮水,给药前预先饮水或输液 1~2L。

4. 用药后 1~2 周可发生脱发,1~2 个月后脱发最明显,应事先向患者说明脱发的可逆性,做好病人思想疏导,化疗时用止血带捆扎于发际或戴冰帽,对脱发有明显的预防效果。

5. 静脉滴注时应注意:观察局部皮肤有无水肿、变色,某些化疗药物,如柔红霉素、氮芥、多柔比星等多次静脉注射可引起静脉炎,药物静脉滴注速度要慢,在静脉注射后要用生理盐水冲洗静脉,以减轻刺激。若发生静脉炎需及时使用普鲁卡因局部封闭或冷敷。静脉注射时,血管要轮换使用,如不慎药液溢出,需立即停止注药,拔出针头并适当处理。

第二节　常用抗肿瘤药

常用抗肿瘤药物种类较多,常用的药物见表 4-1。

表 4-1　常用抗恶性肿瘤药

药　物	主要应用与主要不良反应
1. 干扰核酸合成药	
甲氨蝶呤	儿童急性白血病(特别是儿童急性淋巴细胞白血病)、绒毛膜上皮癌、恶性葡萄胎、乳腺癌、卵巢癌等;主要不良反应骨髓抑制,用甲酰四氢叶酸钙作为救援药
氟尿嘧啶	对消化系统癌(食管癌、胃癌、肠癌、胰腺癌、肝癌)和乳腺癌疗效较好,也用于卵巢癌、宫颈癌、绒毛膜上皮癌、头颈部癌等;对消化道和骨髓毒性较大
巯嘌呤	急性淋巴细胞白血病、大剂量用于绒毛膜上皮癌
羟基脲	慢性粒细胞白血病、黑色素瘤;主要不良反应是骨髓抑制及致畸性
阿糖胞苷	急性粒细胞白血病、单核细胞白血病;主要不良反应是骨髓抑制及胃肠反应
2. 破坏 DNA 结构和功能药	
环磷酰胺	恶性淋巴癌、急性淋巴细胞白血病、多发性骨髓瘤、乳腺癌、卵巢癌,作为免疫抑制药,用于某些自身免疫性疾病及器官移植的排异反应;主要不良反应肾损害
丝裂霉素(自力霉素)	消化道癌(胃癌、食管癌、胰腺癌、肝癌)、肺癌、乳腺癌;骨髓抑制最为明显
博来霉素(争光霉素)	鳞状上皮癌、淋巴瘤;肺毒性为最严重不良反应
顺铂	对睾丸肿瘤最有效,多用于乳腺癌、头颈部鳞状细胞癌、卵巢癌、膀胱癌;最常见、最严重的毒性反应是肾损害
3. 阻止 RNA 合成药	
放线菌素(更生霉素)	恶性葡萄胎、绒毛膜上皮癌、肾母细胞瘤、骨骼肌肉瘤、神经母细胞瘤
多柔比星(阿霉素)	急性淋巴细胞白血病或粒细胞白血病、恶性淋巴瘤、乳腺癌、卵巢癌、胃癌、肝癌、膀胱癌、小细胞肺癌;最危险的毒性反应是心脏毒性
4. 抑制蛋白质合成药	
长春碱	急性白血病、恶性淋巴瘤、绒毛膜上皮癌;主要不良反应是骨髓抑制及神经毒性
紫杉醇类	对卵巢癌和乳腺癌有独特疗效,也用于食管癌、肺癌、脑瘤、黑色素瘤等;主要不良反应是神经毒性和心脏毒性
5. 调节体内激素平衡药	
糖皮质激素	急性淋巴细胞白血病、恶性淋巴瘤
雌激素	前列腺癌,也可用于绝经期乳腺癌
雄激素	晚期乳腺癌,尤其是骨转移者

讨论与思考

　　患者,男,45 岁。左上腹饱胀 6 个月有余,乏力,查体轻度贫血貌,脾大;血化验指标中嗜酸嗜碱细胞增多,进一步骨髓检查,确诊为慢性粒细胞白血病。请问最好选用哪种药物治疗?在化疗过程中,应该注意抗恶性肿瘤药有哪些不良反应和用药注意事项?

(闫建坤)

第5章

传出神经系统药

学习要点

1. 传出神经受体的类型、分布、生理效应及传出神经系统药的作用方式和分类。

2. 毛果芸香碱、新斯的明、阿托品、肾上腺素、去甲肾上腺素、异丙肾上腺素、酚妥拉明和普萘洛尔的的作用、应用、不良反应及用药护理。

3. 有机磷酸酯类中毒的症状、解救。

第一节 概　述

传出神经指将中枢神经系统的冲动传至效应器以支配效应器活动的一类周围神经。传出神经系统药通过影响传出神经末梢的递质水平或其受体活性而发挥药理作用。

一、传出神经系统的分类与化学传递

(一)传出神经系统分类

见图 5-1。

1. 传出神经按解剖学分类为自主神经和运动神经。

(1)自主神经又分为交感神经和副交感神经,主要支配内脏、平滑肌及腺体等效应器。

(2)运动神经支配骨骼肌。

2. 传出神经按递质分类为胆碱能神经和去甲肾上腺素能神经。

(1)胆碱能神经:其末梢能释放乙酰胆碱(ACh),包括①全部交感神经和副交感神经的节前纤维;②副交感神经的节后纤维;③极少数交感神经的节后纤维,如支配汗腺分泌和骨骼肌血管舒张的神经;④运动神经。

(2)去甲肾上腺素能神经:其末梢能释放去甲肾上腺素(NA),包括绝大部分的交感神经节后纤维。

(二)传出神经系统的化学传递

传出神经冲动由神经末梢传给次一级神经元或效应器,是通过从突触前膜释放的化学物

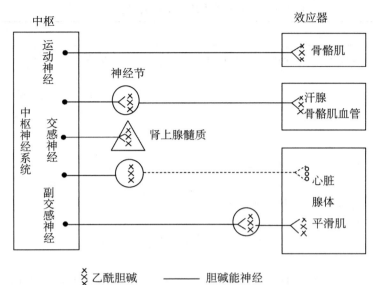

图 5-1　传出神经系统分类

质(递质)传递而完成。

二、传出神经递质的合成与转归

1. 乙酰胆碱

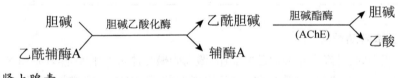

2. 去甲肾上腺素

$$酪氨酸 \xrightarrow{酪氨酸羟化酶} 多巴 \xrightarrow{多巴脱羟酶} 多巴胺 \xrightarrow{多巴胺\,\beta\,羟化酶} 去甲肾上腺素$$

去甲肾上腺素 75%~90% 神经末梢再摄取　酶 失活

3. 其他　传出神经系统还存在着多巴胺、嘌呤、5-HT 和多肽等神经递质。

三、传出神经系统受体的类型与效应

能与乙酰胆碱结合并被激活的受体称为乙酰胆碱受体,其中对毒蕈碱较为敏感的受体称为毒蕈碱型胆碱受体(M 受体),对烟碱较为敏感的受体称为烟碱型胆碱受体(N 受体)。能与去甲肾上腺素或肾上腺素结合并被激活的受体称为肾上腺素受体(包括 α、β 受体);能与多巴胺结合并被激活的受体称为多巴胺受体(DA 受体)(表 5-1)。

表 5-1 传出神经系统的受体类型、分布与效应

受体类型		分布	效应
胆碱受体	M 受体	内脏(胃肠等)平滑肌	收缩
		腺体	分泌增多
		眼	瞳孔括约肌、睫状肌收缩(缩瞳、近视)
		心脏	抑制(收缩力减弱、心率减慢、传导减慢)
		血管	舒张
	N 受体		
	N₁受体	自主神经节	兴奋
		肾上腺髓质	分泌肾上腺素
	N₂受体	骨骼肌	收缩
肾上腺素受体	α 受体		
	α₁受体	突触后膜上的血管(皮肤、黏膜、内脏)	收缩
		眼	瞳孔开大肌收缩(扩瞳)
	α₂受体	突触前膜	抑制 NA 释放
	β 受体		
	β₁受体	心脏	兴奋(收缩力增强、心率加快、传导加速)
		肾近球细胞、脂肪	肾素分泌、脂肪分解
	β₂受体	支气管平滑肌	舒张
		血管(冠状动脉、骨骼肌)	舒张
		肝、肌糖原	分解
		突触前膜	NA 释放增加
DA 受体		血管(肾、肠系膜、冠状动脉)	舒张

(一)胆碱受体激动效应

胆碱能神经兴奋时,神经末梢释放乙酰胆碱,激动胆碱受体可产生 M 样效应和 N 样效应。

1. **M 样效应** 心脏抑制,血管扩张,内脏平滑肌收缩,腺体分泌增加,瞳孔缩小等。

2. **N 样效应** N_1受体激动产生神经节兴奋、肾上腺髓质分泌的效应;N_2受体激动产生骨骼肌收缩的效应。

(二)肾上腺素受体激动效应

去甲肾上腺素能神经兴奋时,神经末梢释放去甲肾上腺素或肾上腺素,激动肾上腺素受体产生 α 型效应和 β 型效应。

1. **α 型效应** 突触后膜上的α_1受体激动出现皮肤、黏膜及内脏血管收缩,瞳孔散大的效应;突触前膜上的α_2受体激动反馈抑制去甲肾上腺素释放。

2. **β 型效应** β_1受体激动出现心脏兴奋的效应,β_2受体激动产生骨骼肌血管、冠状动脉血管扩张及支气管扩张的效应。

机体多数组织器官都接受胆碱能神经和去甲肾上腺素能神经的双重支配,在同一器官上,两类神经的作用大多是相互对抗的。但在中枢神经系统的调节下,他们的功能既是对立的,又是统一的。当两类神经同时兴奋时,则占优势支配神经的效应通常会显现出来。

重点提示

　　该章节药物的特点是种类多、逻辑性强。熟记受体的类型、分布及效应是学好这一章节药物的关键。

四、传出神经系统药物的作用方式与分类

　　传出神经系统药通过直接作用于受体而产生与递质相似或相反的作用,前者称为激动药,后者称为阻断药。有些药物能影响递质的释放与消除,如抗胆碱酯酶药和胆碱酯酶复活药。常用传出神经系统药按其作用性质和作用方式不同分类见表5-2。

表5-2　常用传出神经系统药物的分类

拟似药	拮抗药
一、拟胆碱药	一、抗胆碱药
(一)胆碱受体激动药	(一)胆碱受体阻断药
1. M、N 受体激动药(乙酰胆碱)	1. M 受体阻断药(阿托品)
2. M 受体激动药(毛果芸香碱)	2. N_1 受体阻断药(美加明)
3. N 受体激动药(烟碱)	3. N_2 受体阻断药(筒箭毒碱)
(二)胆碱酯酶抑制药(新斯的明)	(二)胆碱酯酶复活药(氯解磷定)
二、拟肾上腺素药	二、抗肾上腺素药
1. α、β 受体激动药(肾上腺素)	1. α、β 受体阻断药(拉贝洛尔)
2. α 受体激动药(去甲肾上腺素)	2. α 受体阻断药(酚妥拉明)
3. β 受体激动药(异丙肾上腺素)	3. β 受体阻断药(普萘洛尔)

讨论与思考

　　传出神经系统药物的作用大多是通过激动或阻断相应受体而产生。请问:①M 受体激动后可产生哪些作用?M 受体阻断后可产生哪些作用?②β 受体激动后可产生哪些作用?β 受体阻断后可产生哪些作用?

第二节　M 受体激动药与抗胆碱酯酶药

一、M 受体激动药

　　M 受体激动药是一类能选择性地与 M 胆碱受体结合并激动该受体,产生与 ACh 相似的 M 受体激动效应的药物。

　　本类药物主要为毛果芸香碱(匹鲁卡品)。

(一)作用与应用

　　直接激动 M 受体,产生 M 样作用,对眼和腺体的作用尤为明显。

1. 对眼的作用 滴眼后可引起缩瞳、降低眼内压和调节痉挛等作用(图 5-2)。

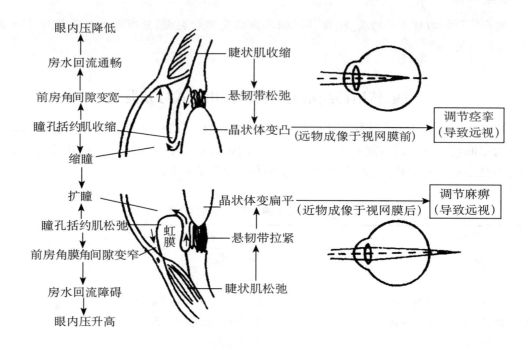

图 5-2 拟胆碱药(上)和抗胆碱药(下)对眼的作用

(1)缩瞳:直接激动瞳孔括约肌上的 M 受体,使瞳孔括约肌收缩,瞳孔缩小。临床上与扩瞳药交替应用,治疗虹膜炎,可防止虹膜与晶状体粘连。

(2)降低眼压:通过缩瞳作用,使虹膜括约肌向中心方向收缩,虹膜根部变薄,前房角间隙扩大,房水易于经巩膜静脉窦流入血液循环而使眼内压降低。临床主要用于治疗青光眼。

(3)调节痉挛:眼的视物的清晰度主要依赖于晶状体曲光度的变化。毛果芸香碱能激动睫状肌上的 M 受体,使睫状肌向瞳孔中心方向收缩,造成悬韧带松弛,晶状体因自身弹性而变凸,屈光度增加,导致视近物清楚,而视远物模糊,这一引起近视的作用称为调节痉挛。

2. 对腺体的作用 能激动 M 受体,使腺体分泌增加,以汗腺和涎腺分泌增加最为明显。临床上可全身给药,用于解救 M 胆碱受体阻断药中毒。

(二)不良反应

滴眼可致假性近视,吸收过量可出现流涎、多汗、腹痛、腹泻、支气管痉挛等 M 样症状,可用阿托品对抗。

(三)用药护理

1. 指导患者滴眼时要压迫住内眦,避免药液流经鼻泪管从鼻黏膜吸收而产生毒性作用。

2. 用药后若出现流涎、多汗、腹痛、腹泻、支气管痉挛等症状,提示药物吸收过量,应报告医师以便及时处理。

二、抗胆碱酯酶药

抗胆碱酯酶药能抑制胆碱酯酶活性,使乙酰胆碱水解减少,导致乙酰胆碱在突触间隙蓄积而激动 M 受体及 N 受体,呈现 M 样及 N 样作用。抗胆碱酯酶药可分为易逆性抗胆碱酯酶药和难逆性抗胆碱酯酶药。

(一)易逆性抗胆碱酯酶药

1. 新斯的明

(1)作用与应用:能短暂抑制胆碱酯酶,使乙酰胆碱蓄积而呈现 M 样及 N 样作用,表现为兴奋骨骼肌、兴奋胃肠平滑肌和膀胱平滑肌、抑制心脏(能减慢房室传导、减慢心率)。其中对骨骼肌的作用最为强大。

临床用于治疗重症肌无力、手术后的腹气胀和尿潴留、阵发性室上性心动过速、M 受体阻断药及 N_2 受体阻断药过量中毒的解救。

(2)不良反应:治疗量短期使用时毒性较小,过量可引起"胆碱能危象",出现肌无力加重,甚至呼吸肌麻痹。机械性肠梗阻、尿路梗阻和支气管哮喘患者禁用。

(3)用药护理

1)向患者强调注意控制剂量,必须在医生的指导下才能调整剂量。

2)对腹气胀和尿潴留患者,也可采取肛管排气、导尿等护理措施。

2. 毒扁豆碱　对眼的作用与毛果芸香碱相似,但强而持久,毒性大、刺激性较大,主要用于治疗青光眼。滴眼后可出现头痛、眼痛、视物模糊。用药护理同毛果芸香碱。

(二)难逆性抗胆碱酯酶药

有机磷酸酯类主要用作农业杀虫剂。常用的有剧毒类如内吸磷(1059)、对硫磷(1605)和甲拌磷,强毒类如敌敌畏(DDVP),低毒类如敌百虫、马拉硫磷和乐果等。此外,还有毒性更大的塔朋、沙林和梭曼等化学神经毒剂。在生产、使用过程中,如不注意防护会引起中毒。

1. 中毒机制与表现　有机磷酸酯类具有刺鼻的蒜臭味,可经呼吸道、消化道、黏膜及皮肤进入机体,即与胆碱酯酶结合成难以水解的磷酰化胆碱酯酶,使胆碱酯酶失去水解乙酰胆碱的能力,造成乙酰胆碱在体内大量蓄积,引起一系列中毒症状。如不及时抢救,该酶会发生"老化",此时胆碱酯酶的活性不能恢复。因此,一旦中毒,应迅速抢救,及早使用解毒药。

急性中毒的表现如下。

(1)M 样症状:可有瞳孔缩小、视物模糊、流涎、出汗甚至大汗淋漓、呼吸困难、恶心、呕吐、腹痛、腹泻甚至大小便失禁、心率减慢、血压下降等。

(2)N 样症状:N_1 受体激动表现为心率加快、血压升高。N_2 受体激动表现为肌束颤动、抽搐,后转为肌无力,甚至肌麻痹。

(3)中枢症状:先表现为兴奋、不安、谵语以及全身肌肉抽搐,进而出现昏迷、循环和呼吸衰竭。

轻度中毒主要表现为 M 样症状,中度中毒可同时有 M 样症状和 N 样症状,重度中毒除 M 样症状和 N 样症状外,还可表现出中枢神经系统症状。

2. 急性中毒的解救原则

(1)迅速清除毒物及支持对症处理:立即将患者移出中毒现场;经口中毒者,应首先洗胃、导泻;对由皮肤中毒者,应脱去污染衣物,用温水或肥皂水清洗皮肤;对于已进入血液循环的毒物还应采用强行利尿及血液透析。并维持气道通畅、人工呼吸及给氧等。

（2）使用特效解毒药：M 受体阻断药和胆碱酯酶复活药。

1）M 受体阻断药：阿托品。首先解除大量蓄积的乙酰胆碱产生的 M 样症状，大剂量还能解除 N_1 样症状及部分中枢症状。但不能解除 N_2 样症状，也不能使被抑制的胆碱酯酶恢复活性。因此对于中、重度中毒者必须与胆碱酯酶复活药合用。

2）胆碱酯酶复活药：氯解磷定（氯磷定）。

作用与应用：能使被有机磷酸酯类抑制但尚未"老化"的胆碱酯酶恢复活性，并能直接与体内游离有机磷酸酯类结合为无毒的产物从尿液中排出，能迅速解除有机磷酸酯类中毒的 N_2 样症状，消除肌束颤动，但对已蓄积的大量乙酰胆碱所产生的 M 样症状效果差，故应与阿托品同时应用。此外，氯磷定使胆碱酯酶复活的效果因不同有机磷酸酯类而异，对内吸磷、对硫磷和马拉硫磷疗效较好，对敌敌畏和敌百虫疗效稍差，对乐果则几乎无效。本药水溶液较稳定，使用方便，可肌内注射或静脉注射，起效快，不良反应较小，为临床首选的胆碱酯酶复活药。

不良反应：肌内注射局部有轻微疼痛，静脉注射过快可出现头痛、眩晕、心动过速等。

碘解磷定（解磷定）为最早使用的胆碱酯酶复活药，作用、用途与氯磷定相似，但水溶液不稳定，刺激性大，只能静脉给药，不良反应严重，已少用。

用药护理：敌百虫中毒时不能用碱性液体洗胃，否则形成毒性更大的敌敌畏；对硫磷中毒不能用高锰酸钾溶液洗胃，因会氧化成毒性更大的对氧磷。有机磷酸酯类中毒时宜在酶"老化"之前尽早、足量、反复使用解救药。用于有机磷中毒时，阿托品其用量可不受药典规定的极量限制，应用至"阿托品化"后，减量维持。"阿托品化"的主要表现为：瞳孔散大、口干、皮肤干燥、颜面潮红、心率加快、肺部啰音消失、中枢轻度躁动不安及体温升高等。

重点提示

解救有机磷酸酯类农药中毒，洗胃液的选择一定要谨慎，当中毒液不明时，应选择清水或盐水。特效解毒药包括 M 受体阻断药及胆碱酯酶复活药，两者合用是取长补短，增强疗效的关系，要早用、足量用及反复用。注意观察阿托品化的指征。

讨论与思考

1. 患者，女，55 岁。因眼胀、视力减退、头晕、头痛来院就诊，经检查诊断为闭角型青光眼。医师给予毛果芸香碱治疗。请问：①毛果芸香碱为什么能治疗青光眼？②如何指导患者用药？③是否能用新斯的明治疗？

2. 有机磷中毒后，患者的眼、腺体、胃肠道及骨骼肌可以出现什么反应？可用何药解救？并说明其药理依据。

第三节　M 受体阻断药

一、阿托品

（一）作用与应用

1. 阿托品能阻断 M 受体，产生下列作用。

(1)松弛内脏平滑肌:可解除内脏平滑肌痉挛,对胃肠平滑肌作用最强,其次为膀胱平滑肌,对胆管、输尿管和支气管平滑肌松弛作用较弱。常用于缓解内脏绞痛,对胃肠绞痛及膀胱刺激症状疗效较好,对胆绞痛和肾绞痛可配伍镇痛药。

(2)抑制腺体分泌:对汗腺和唾液腺作用最强,其次是呼吸道腺体和胃腺。可用于麻醉前给药,防止吸入性肺炎的发生;也可治疗严重盗汗及流涎症。

(3)对眼的作用:可产生扩瞳、升高眼压和调节麻痹(导致远视)作用。用于虹膜睫状体炎的治疗,验光配眼镜及眼底检查等,因阿托品在房水中消除慢(需 1~2 周),已被消除较快的后马托品或托吡卡胺代替。

(4)兴奋心脏:能解除迷走神经对心脏的抑制,加快心率、加速房室传导。用于治疗心动过缓和房室传导阻滞。

(5)解除有机磷酸酯类中毒症状:能解除有机磷中毒的 M 样症状、N 样症状及部分中枢症状,用于解救有机磷酸酯类中毒,对中度、重度中毒,应配合使用胆碱酯酶复活药。

2. 大剂量阿托品可引起血管扩张,改善微循环,此作用与 M 受体阻断无关。在补足血容量的基础上,用于治疗感染性抗休克。因副作用过大,已被山莨菪碱取代。

(二)不良反应

常用量可产生外周抗胆碱样副作用,如口干、视近物模糊、畏光、心悸、皮肤干燥潮红、排尿困难和体温升高等。用量过大除外周作用增强外,还可出现中枢的先兴奋后抑制症状,如烦躁不安、失眠、谵妄、甚至惊厥,后转入抑制出现昏迷和呼吸麻痹等。外周症状可用毛果芸香碱或新斯的明对抗,中枢兴奋症状可用地西泮解救。青光眼、幽门梗阻、前列腺肥大、高热患者禁用,老年人、心动过速者慎用。

重点提示

阿托品是本章最重要的药物,也是护士执业考试的重点。其作用除对血管的扩张外,其他均是阻断 M 受体所产生,应牢固掌握阿托品对平滑肌、腺体、眼及心脏等部位作用特点及用途,并注意禁忌证及不良反应的防治。

(三)用药护理

1. 用药前向患者说明药物可能引起的副作用,教给患者用药知识,如用药前排便排尿,滴眼时压迫内眦,口干时少量多次喝水,外出时戴上墨镜;多吃含纤维丰富的食物。

2. 用药后应密切观察心率及体温变化,如果患者出现心动过速、体温达 38℃或眼压升高等,应及时报告医师。

3. 阿托品在解救有机磷酸酯类中毒阿托品过量中毒时,只能用毛果芸香碱对抗,而不能用新斯的明等抗胆碱酯酶药解救,因会加重对胆碱酯酶的抑制。

二、其他 M 胆碱受体阻断药

见表 5-3。

表 5-3　其他 M 胆碱受体阻断药特点及应用

药　物	特　点	主要应用
山莨菪碱	（天然品 654，人工合成品 654-2）对血管平滑肌和内脏平滑肌的解痉作用选择性较高	治疗感染性休克、胃肠绞痛
东莨菪碱	外周作用与阿托品相似，中枢作用与阿托品不同，产生镇静、催眠，大剂量出现浅麻醉等中枢抑制，而呼吸中枢保持兴奋	麻醉前给药、晕动病和帕金森病的治疗
托吡卡胺	扩瞳和调节麻痹作用较弱，视力恢复较快（维时 6h）	检查眼底及验光
溴丙胺太林	对胃肠道平滑肌解痉作用明显，并能抑制胃酸分泌。	胃、十二指肠溃疡、胃肠绞痛

讨论与思考

1. 患者，男，28 岁。因过食生冷后出现腹泻、腹痛就诊，医师给予解痉药阿托品 0.3mg，服药后腹痛、腹泻缓解，但患者感觉视物模糊、口干、浑身燥热等。请问：①为何选用阿托品进行治疗？②患者为何出现视物模糊、口干、浑身燥热等表现？如何避免？

2. 患者，女，45 岁。由家人背送急诊，家属诉 30min 前发现其人事不省，倒卧在家中床上，时有呕吐。查体：皮肤多汗，流涎，双侧瞳孔明显缩小，呼吸有大蒜味。请问：①急诊护士应首先考虑该患者最有可能的病因是什么？②对该患者如何进行救治？应注意哪些问题？

第四节　肾上腺素受体激动药

肾上腺受体激动药根据对受体作用的选择性分为 3 类：①α、β 受体激动药（肾上腺素）；②α 受体激动药（去甲肾上腺素）；③β 受体激动药（异丙肾上腺素）。

一、α、β 受体激动药

(一) 肾上腺素(AD)

1. 作用　同时激动 α 受体和 β 受体。

(1) 兴奋心脏：激动心脏 β_1 受体，使心肌收缩力加强，传导加速，心率加快，心排血量增加。因心肌兴奋性提高，耗氧量增加，用量过大或静脉注射速度过快还会兴奋心脏的异位起搏点，易引起心律失常，甚至心室颤动。

(2) 舒缩血管：激动 α 受体，皮肤、黏膜和内脏的血管强烈收缩；骨骼肌血管及冠状血管以 β_2 受体占优势，故扩张。

(3) 影响血压：治疗量肾上腺素使心脏兴奋，心排血量增加，故收缩压升高；由于骨骼肌血管扩张作用抵消或超过了皮肤、黏膜血管收缩作用，故舒张压不变或略下降。较大剂量静脉注射，α 受体激动占优势，收缩压和舒张压均升高。如果先用 α 受体阻断药，再用原剂量的肾上腺素，则肾上腺素激动 α 受体的缩血管作用被取消，而激动 β_2 受体的扩血管作用充分显现出来，表现出降压效应，此称为肾上腺素升压作用的翻转。

(4) 扩张支气管：激动支气管平滑肌 β_2 受体，使支气管平滑肌舒张，并抑制肥大细胞释放过敏介质如组胺等，还可激动支气管黏膜血管 α 受体，使支气管黏膜血管收缩，毛细血管的通透性降低,有利于消除支气管黏膜水肿。

(5)促进代谢:提高机体代谢,加速糖原分解,抑制胰岛素的释放,故可以使血糖升高;激动脂肪组织 β 受体,加速三酰甘油分解,使血液中游离脂肪酸升高。

2. 应用

(1)心搏骤停:抢救溺水、麻醉意外、药物中毒、传染病和心脏传导阻滞等所致的心搏骤停,可选用肾上腺素或心脏复苏三联针(含肾上腺素与阿托品各 1mg、利多卡因 50~100mg)静脉注射或心室内注射,同时配合心脏按压及人工呼吸等。

(2)过敏性休克:其作用快而强,肾上腺素是治疗过敏性休克的首选药。

(3)支气管哮喘:小剂量、短时间用于支气管哮喘的急性发作。

(4)与局部麻醉药配伍:可延缓局部麻醉药的吸收,减少局部麻醉药中毒的可能性,同时延长局部麻醉药的麻醉时间。

(5)鼻黏膜和牙龈出血等局部止血。

3. 不良反应　治疗量可出现心悸、烦躁、失眠、头痛、出汗和血压升高等。剂量过大或静脉注射速度过快时,可使血压骤升,有发生脑出血的危险。也可引起期前收缩、心动过速,甚至心室纤颤。

高血压、脑动脉硬化、器质性心脏病、糖尿病及甲状腺功能亢进症者禁用。老年人慎用。

重点提示

肾上腺素具有激动 α 受体,收缩小动脉及毛细血管并降低其通透性;激动 β 受体,改善心功能,缓解支气管痉挛,减少过敏介质释放等作用,是抢救过敏性休克的首选药物。另外肾上腺素还是抢救心搏骤停的重要药物,但剂量过大,强烈兴奋心脏,有发生心律失常的危险,因此选用心脏复苏三联针,阿托品阻断 M 受体而解除迷走神经对心脏的抑制,利多卡因可抗心室颤动,三药合用,较单用肾上腺素更安全有效。

(二)多巴胺(DA)

1. 作用与应用　激动 α 受体、β₁ 受体和 DA 受体。

(1)兴奋心脏:能激动心脏 β₁ 受体,也能促进去甲肾上腺素释放,加强心肌收缩力,增加心排血量。一般剂量对心率影响不明显,很少引起心律失常,大剂量可加快心率。

(2)舒缩血管:治疗量时能激动肾、肠系膜和冠状血管的 DA 受体,使肾、肠系膜和冠状血管扩张;激动皮肤、黏膜血管的 α 受体,使皮肤、黏膜血管收缩。大剂量时则以 α 受体的兴奋作用占优势,主要表现为血管收缩。

(3)升高血压:治疗量时能升高收缩压,对舒张压无明显影响或轻微升高。大剂量时,α 受体激动占优势,收缩压和舒张压均升高。

(4)改善肾功能:治疗量时能激动肾血管 DA 受体,使肾血管扩张,肾血流量和肾小球滤过率增加。此外,多巴胺还具有排钠利尿作用,故可改善肾功能。但大剂量时使肾血管收缩,则可减少肾血流量,应予注意。

临床用于:①抗休克,适用于感染性休克、出血性休克及心源性休克等。对于伴有心收缩力减弱及尿量减少而血容量已补足的休克患者疗效较好。②急性肾衰竭,因能改善肾功能,增加尿量,与利尿药合用治疗急性肾衰竭。

2. 不良反应　一般剂量较轻,偶见恶心、呕吐。如剂量过大或静脉滴注速度过快可出现心动过速、心律失常和肾功能下降、滴注局部血管收缩等。心动过速者禁用。

重点提示

多巴胺激动 α 受体,使外周血管收缩,激动 DA 受体使内脏血管扩张,有利于在休克发生时,使血液从外周流入内脏,保证了内脏的血液供应,因血流分布合理,是临床抗休克的重要药物。因缩血管作用较强,只能采用静脉滴注的给药途径。

(三) 麻黄碱

1. 作用与应用　激动 α 受体和 β 受体,又能促进去甲肾上腺素能神经末梢释放去甲肾上腺素。与肾上腺素比较,麻黄碱具有下列特点:①脂溶性高,性质稳定,口服易吸收;②对心血管作用缓慢、温和而持久;③中枢兴奋作用明显;④易产生快速耐受性。

临床用于:①预防支气管哮喘发作和轻症的治疗;②缓解鼻黏膜肿胀,消除鼻黏膜充血引起的鼻塞;③防治硬脊膜外麻醉及蛛网膜下腔麻醉引起的低血压;④缓解荨麻疹和血管神经性水肿的皮肤黏膜过敏症状。

2. 不良反应　大剂量可引起兴奋不安、失眠等。禁忌证同肾上腺素。

二、α 受体激动药

(一) 去甲肾上腺素(NA)

1. 作用　主要激动 α 受体,对心脏 β_1 受体作用较弱,对 β_2 受体几乎无作用。

(1)收缩血管:激动 α_1 受体,使除冠状动脉外的血管普遍收缩,皮肤、黏膜血管收缩最明显,其次是肾血管,脑、肝、肠系膜甚至骨骼肌的血管也呈收缩反应。

(2)兴奋心脏:激动 β_1 受体,使心肌收缩力加强,传导加速,心排血量增加,心率可由于血压升高而反射性减慢。

(3)升高血压:可使收缩压和舒张压均升高。其升压作用明显,且不被 α 受体阻断药所翻转,因此 α 受体阻断药引起的低血压可用本药治疗。

2. 应用

(1)上消化道出血:以去甲肾上腺素 1~3mg 稀释后口服,因局部血管收缩而产生止血效果。

(2)抗休克:因剂量过大可致血管强烈收缩,引起外周阻力增高而加重组织缺血,因此在抗休克中已不占主要地位,仅小剂量、短时间静脉滴注于药物中毒性休克、神经性休克早期。

3. 不良反应

(1)局部组织缺血坏死:静脉滴注浓度过高、滴注速度过快、时间过长或药液外漏,可引起局部血管强烈收缩,发生局部缺血坏死。静滴时若发现组织发白、疼痛,应立即停止滴注,更换进针部位,对原部位进行热敷,必要时用 α 受体阻断药酚妥拉明或局麻药普鲁卡因局部浸润注射,扩张血管,以防止局部组织缺血坏死。

(2)急性肾衰竭:用药剂量过大或时间过长,因肾血管过度收缩,导致肾血流减少,产生少尿、无尿,甚至急性肾衰竭。因此使用 NA 期间应保持尿量每小时不少于 25ml。

高血压、动脉硬化症、器质性心脏病、少尿、无尿及严重微循环障碍的患者禁用。

重点提示

　　去甲肾上腺素因缩血管作用强大,口服不吸收,禁止肌内注射及皮下注射,抗休克时应稀释、缓慢静脉滴注,并注意经常观察进针部位及监测尿量。

(二)间羟胺(阿拉明)

　　本药特点是①收缩血管、升高血压作用缓慢、温和而持久;②收缩肾血管作用较弱,很少引起急性肾衰竭;③兴奋心脏作用较弱,很少引起心律失常;④既可以肌内注射又可静脉注射。常作为去甲肾上腺素的良好代用品,用于各种休克早期和低血压。

　　去氧肾上腺素(苯肾上腺素)和甲氧明。

　　能收缩血管,升高血压,反射性地使心率减慢。可用于阵发性室上性心动过速、防治低血压。去氧肾上腺素还有短效的扩瞳作用,但不升高眼压、无调节麻痹作用。可作为快速短效的扩瞳药用于检查眼底。因减少肾血流作用明显,故很少用于抗休克。

三、β受体激动药

(一)异丙肾上腺素

　　1. 作用　主要激动 β 受体,对 $β_1$ 受体和 $β_2$ 受体无选择性,对 α 受体几乎无作用。

　　(1)兴奋心脏:激动 $β_1$ 受体,增强心肌收缩力,因加快心率、加速传导的作用较强,使心肌耗氧量明显增加,药量过大可引起心律失常,但因对窦房结兴奋作用强,发生心室颤动较肾上腺素少见。

　　(2)舒张血管:激动 $β_2$ 受体,使骨骼肌血管明显舒张,对肾血管、肠系膜血管和冠状血管也有舒张作用。

　　(3)影响血压:能使收缩压升高而舒张压下降,脉压差增大。

　　(4)扩张支气管:激动支气管平滑肌 $β_2$ 受体,使支气管平滑肌松弛,并可抑制组胺等过敏介质释放。但对 α 受体无作用,消除黏膜水肿的作用不及肾上腺素。

　　(5)其他:增加脂肪和糖原分解,升高血中游离脂肪酸,升高血糖,增加组织的耗氧量。

　　临床用于:①控制支气管哮喘急性发作;②治疗二、三度房室传导阻滞;③心脏停搏。

　　2. 不良反应　常见心悸、头晕。支气管哮喘患者连续使用易产生耐受性,药量过大易引起心律失常,甚至心室纤颤而致猝死,现已少用。冠心病、心肌炎和甲状腺功能亢进症等患者禁用。

(二)多巴酚丁胺

　　选择性激动 $β_1$ 受体,使心肌收缩力增强,心排血量增加,对心率影响不明显。主要用于心肌梗死后心功能不全和心脏手术后心排血量低的休克及对强心苷反应不佳的严重左心室功能不全。连续应用可产生快速耐受性。

　　不良反应有血压升高、心悸、头痛、气短等。偶致室性心律失常。梗阻型肥厚性心肌病、心房纤颤者禁用。

　　β 受体激动药包括选择性激动 $β_2$ 受体药沙丁胺醇等,因对心脏影响小,是目前临床常用的治疗支气管哮喘急性发作的首选药之一(见第 12 章呼吸系统药)。

四、肾上腺素受体激动药用药护理

1. 应严格掌握适应证,有禁忌证者禁用;注意用药量和给药途径;静脉滴注时要严格控制滴速。

2. 肾上腺素、去甲肾上腺素性质不稳定,遇光易分解,应避光保存;在碱性环境中易氧化失效,故禁与碱性药物配伍。

3. 给药前后应仔细观察患者的血压、脉搏、心率、面色及情绪。静脉滴注去甲肾上腺素和多巴胺应选用大而弹性较好的血管。滴注过程中要监测尿量,若尿量少于 25ml/h 应及时报告医师;每隔 1 小时观察给药部位,若出现局部水肿或皮肤苍白,应立即更换注射部位、热敷,必要时用 α 受体阻断药酚妥拉明或局部麻醉药普鲁卡因局部浸润注射。

4. 支气管哮喘患者已处于缺氧状态,当使用肾上腺素、异丙肾上腺素等非选择性 β 受体激动药抢救时,因心脏兴奋,心肌耗氧量增高,更易产生心律失常,所以只能小剂量、短时间用于支气管哮喘的急性发作,用药后 30min 如果哮喘仍不缓解或出现气道阻塞、呼吸困难,应及时报告医师。现在临床是选用更安全有效的选择性 β_2 受体激动药沙丁胺醇等。

5. 使用麻黄碱滴鼻时,勿使药物流入咽喉部而下咽,使用时间不要超过 3d,否则易致快速耐受性,并可加重鼻黏膜肿胀。麻黄碱尽可能不在睡前服,如果必须在晚间服用可加用镇静催眠药以防止失眠。

讨论与思考

1. 患者女,10 岁。因畏寒、发热、咽痛两天,由母亲陪同就医。诊断急性扁桃体炎。给青霉素等治疗,皮试(−)。注射青霉素后,患儿刚走出医院约 10m,顿觉不适、面色苍白、冷汗如注,急送医院,测血压 40/26mmHg,诊断为青霉素过敏性休克。该患者应首选何药进行抢救?为什么?

2. 患者男,60 岁。因肝硬化门静脉高压、呕血、黑粪入院,诊断为上消化道出血。该患者可选用何种药物止血?采用何种途径为宜?

第五节　肾上腺素受体阻断药

能阻断去甲肾上腺素能神经递质或肾上腺素受体激动药与肾上腺素受体结合,按其对受体的选择性不同分为三大类。

一、α受体阻断药

能选择性地与 α 受体结合,阻断去甲肾上腺素能神经递质及肾上腺素受体激动药与 α 受体结合,从而产生抗肾上腺素作用,还能将肾上腺素的升压作用翻转为降压作用。

(一)酚妥拉明

1. 作用　主要阻断 α 受体,包括 α_1 受体和 α_2 受体。

(1)扩张血管:阻断 α_1 受体能使血管舒张,外周血管阻力降低,血压和肺动脉压下降。

(2)兴奋心脏:扩张血管,反射性地兴奋交感神经;阻断突触前膜 α_2 受体受体,促进去甲肾上腺素释放所致。

（3）其他：使胃肠平滑肌兴奋，胃酸分泌增加，皮肤潮红等。

临床用于：①肢端动脉痉挛症、血栓闭塞性脉管炎、去甲肾上腺素滴注外漏等；②抗休克；③心力衰竭；④肾上腺嗜铬细胞瘤的诊断和由此骤发高血压危象以及手术前的准备。

2. 不良反应　直立性低血压、腹痛、腹泻、呕吐和诱发溃疡病。静脉给药可有心率加快、心律失常和心绞痛。胃、十二指肠溃疡病及冠心病患者慎用。

（二）妥拉唑啉

作用及用途与酚妥拉明相似，作用较弱，不良反应较轻。

（三）酚苄明

作用、用途及不良反应与酚妥拉明类似，但起效缓慢而疗效持久。

> **重点提示**
>
> 酚妥拉明阻断 α 受体可能导致直立性低血压，因此用药后患者不能马上走动，要平躺 2h 以上。一旦发生直立性低血压，不能用肾上腺素升压，而应选用去甲肾上腺素抢救。

二、β 受体阻断药

能选择性地与 β 受体结合，阻断去甲肾上腺素能神经递质及肾上腺素受体激动药与 β 受体结合，产生抗肾上腺素作用。根据对 β_1、β_2 受体选择性的不同分为 3 类（表 5-4）。

表 5-4　常用药分类和作用比较

分类及药名	阻断受体	膜稳定作用	内在拟交感活性	抑制肾素释放	抗血小板聚集	降低眼压
非选择性 β 受体阻断药						
普萘洛尔	β_1、β_2	++	−	+++	+	
噻吗洛尔	β_1、β_2	−	−	+++	−	++
吲哚洛尔	β_1、β_2	+	++	−	+	
选择性 β 受体阻断药						
阿替洛尔	β_1（主）	−	−	++	−	
美托洛尔	β_1（主）	±	−	+++	++	
α、β 受体阻断药						
拉贝洛尔	α_1、β	±	±	+++		

（一）作用与应用

1. 阻断 β 受体

（1）心血管反应：阻断心脏 β_1 受体，使心率减慢，心肌收缩力减弱，心排血量减少，传导减慢，心肌耗氧量下降，血压降低。

（2）收缩支气管平滑肌：阻断支气管平滑肌 β_2 受体所致，可诱发或加重哮喘。

（3）其他：可抑制脂肪和糖原分解；抑制肾素释放，对抗甲状腺功能亢进症患者对交感神经递质的敏感性并可抑制甲状腺素（T_4）转变为三碘甲状腺原氨酸（T_3）。

2. 内在拟交感活性　有些药物在阻断 β 受体的同时,尚有较弱的 β 受体激动作用,称为内在拟交感活性。具有内在拟交感活性的药物阻断 β 受体作用常较弱。

3. 膜稳定作用　有些药物能降低细胞膜对离子的通透性,与其治疗作用的关系不大。

4. 其他　抗血小板聚集,降低眼压(噻吗洛尔)。

临床用于:①心律失常;②心绞痛和心肌梗死;③高血压;④充血性心力衰竭:选择性 $β_1$ 受体阻断药对扩张性心肌病所致心力衰竭疗效显著;⑤甲状腺功能亢进症;⑥偏头痛及原发性开角型青光眼等。

(二)不良反应

1. 常见不良反应　有恶心、呕吐、轻度腹泻等消化道反应。

2. 心血管反应　因阻断心脏 $β_1$ 受体,可引起心脏抑制,血压下降而导致严重后果,特别是缓慢型心律失常、严重心力衰竭患者及低血压患者尤易发生。

3. 诱发或加重支气管哮喘　因阻断支气管平滑肌 $β_2$ 受体,收缩支气管,使呼吸道阻力增加。

4. 外周血管收缩　因阻断骨骼肌血管的 $β_2$ 受体,使外周血管收缩而致肢体发冷、苍白,甚至末梢组织缺血坏死。

5. 反跳现象　长期应用 β 受体阻断药,突然停药,可使疾病原有症状重现或加重。因此,长期应用时,不能突然停药,应该缓慢减量逐渐停药。

6. 其他　偶见过敏反应如皮疹、血小板减少等。

本类药物禁用于:严重心功能不全、窦性心动过缓、重度房室传导阻滞和支气管哮喘等,心肌梗死、肝功能不良者应慎用。

三、肾上腺素受体阻断药用药护理

1. 应用本类药物后,应仔细观察患者的心血管系统疾病症状是否缓解、有无不良反应发生。如在使用 β 受体阻断药时,发现心率每分钟低于 50 次,要及时向医师报告。

2. 应告诉患者用药后可能出现头晕、乏力和直立性低血压等,应避免从事高空作业或驾驶工作,改变体位要缓慢。教会患者测量脉搏、血压的方法,如有异常及时告诉医师。

3. 应告知患者,长期使用 β 受体阻断药不能突然停药,否则会诱发心绞痛、血压骤升等反应,停药前应有 2 周的减量过程。

4. 应指导患者服药。如服用普萘洛尔应避开用餐时间,以免影响其吸收;普萘洛尔不宜睡前服用,以免引起多梦、失眠、抑郁、幻觉等。

5. 应注意加强对心血管疾病患者的健康指导,饮食上以低热量、低脂、低盐为宜,要戒除烟、酒等不良生活习惯,合理锻炼,消除不良情绪和疾病诱因,如过度劳累、激动、暴饮暴食等。

6. 注意药物的相互作用。糖尿病患者在使用降糖药期间,不宜合用 β 受体阻断药,以免掩盖低血糖休克引起的心动过速、出汗等症状。

讨论与思考

1. 患者女,40 岁。因肢端动脉痉挛症,入院就诊。遵医嘱静脉点滴酚妥拉明注射药。治疗中患者入厕方便,站起时忽然晕倒,测血压 60/20mmHg。请问:①该患者晕倒的原因是什么?②此时应选何药升压?为什么?

2. 患者男,45 岁。患高血压 2 年余,长期服用普萘洛尔片,血压控制基本正常,近来伴发支气管哮喘。请问:①该患者能否继续使用普萘洛尔?为什么?②临床长期使用普萘洛尔应注意哪些方面的问题?

实践 5-1　毛果芸香碱与阿托品对家兔瞳孔的影响

【实践目的】

1. 观察毛果芸香碱与阿托品对家兔瞳孔的影响。

2. 练习家兔的捉拿、滴眼及量瞳方法。

【实践材料】

1. 药品　1% 硝酸毛果芸香碱溶液、1% 硫酸阿托品溶液。

2. 器材　兔固定器 1 个、量瞳尺 1 把、剪刀 1 把、手电筒 1 只、吸管 2 支。

3. 动物　家兔 1 只。

【实践方法】

1. 取家兔 1 只,用兔固定器固定,剪去两眼睫毛,在自然光线下用量瞳尺测量两眼瞳孔大小,并记录正常瞳孔直径(以 mm 表示)。

2. 用手电筒照射家兔的眼睛,观察瞳孔对光反射是否存在。

3. 将家兔左眼下眼睑拉成杯状,并按压鼻泪管(防止药液流入鼻腔),滴入 1% 硝酸毛果芸香碱溶液 3 滴,坚持 1min 后将手放开,任药液自溢。同样方法在家兔右眼滴入 1% 硫酸阿托品溶液 3 滴。

4. 滴药 15min 后,在光照强度与用药前一致的条件下,再测两眼瞳孔直径及观察对光反射是否存在。比较用药前后有何不同。

【实践结果】

兔眼	用药前		药物	用药后	
	瞳孔直径	对光反射		瞳孔直径	对光反射
左眼			毛果芸香碱		
右眼			阿托品		

【讨论】　试从作用机制进行分析为什么治疗青光眼的首选药是毛果芸香碱,而青光眼却是阿托品的禁忌证。

实践 5-2　烟碱的毒性

【实践目的】

1. 学习烟碱溶液的制备法。

2. 观察烟碱对小白鼠的毒性,理解吸烟对人体的危害。

【实践材料】

1. 水烟袋 1 只,1ml 注射器 1 副、小烧杯 1 个、香烟 1 根、火柴 1 盒。

2. 小鼠 2 只。

【实践方法】

1. 水烟袋里放 2ml 的注射用水,将烟点燃插在水烟袋上,用手指堵住水烟袋另一口,慢慢吸,使烟充满水烟袋中,以便烟碱充分溶于注射用水中。

2. 吸完后,将制备好的烟碱溶液倒入小烧杯内,吸取 1ml。

3. 给 2 只小鼠编号后,甲鼠腹腔注射烟碱溶液 1ml,乙鼠腹腔注射生理盐水 1ml 作为对照。观察给药后两只小鼠的反应。

【实践结果】

小鼠	给药前小鼠活动情况	给药	给药后小鼠反应
甲鼠		烟碱溶液 1ml	
乙鼠		生理盐水 1ml	

【讨论】 烟碱对小鼠有何毒性?吸烟对人体有何危害?

实践 5-3　有机磷酸酯类中毒及其解救

【实践目的】

1. 观察有机磷酸酯类农药敌百虫的中毒症状。

2. 比较阿托品与碘解磷定的解救效果,及两药合用的重要性。

【实践材料】

1. 药品　5% 敌百虫溶液、2.5% 碘解磷定注射液、0.1% 硫酸阿托品注射液。

2. 器材　磅秤 1 台、5ml 注射器 1 支、10ml 注射器 2 支、量瞳尺 1 把、医用酒精棉球若干。

3. 动物　家兔 3 只。

【实践方法】

1. 取健康家兔 3 只,分别称重,编号为甲、乙、丙。观察记录各兔活动情况,包括唾液分泌、肌紧张度、有无排便(包括粪便形态)、测量瞳孔大小、呼吸频率等各项指标。

2. 分别由家兔耳缘静脉给甲、乙、丙各兔注射 5% 敌百虫溶液 2ml/kg,观察上述指标变化情况。若给药 20min 后无任何中毒症状,可追加 5% 敌百虫溶液 0.5ml/kg。

3. 等家兔中毒症状明显时(瞳孔明显缩小、呼吸浅而快、唾液大量分泌、骨骼肌震颤和大、小便失禁),分别由耳缘静脉给甲兔和乙兔注射 0.1% 硫酸阿托品注射液 1ml/kg,2.5% 碘解磷定注射液 2ml/kg,丙兔则由耳缘静脉注射 0.1% 硫酸阿托品注射液 1ml/kg 和 2.5% 碘解磷定注射液 2ml/kg。耳缘静脉注射时阿托品需快速注射,碘解磷定需缓慢注射。继续观察上述指标变化情况,比较各兔的解救效果。

【实践结果】

兔号	给药前后	瞳孔直径	呼吸频率	唾液分泌	大小便情况	活动情况
甲	给药前 给敌百虫后 给阿托品后					
乙	给药前 给敌百虫后 给碘解磷定后					
丙	给药前 给敌百虫后 给阿托品后 给碘解磷定后					

【讨论】

1. 有机磷酸酯类药物中毒的机制和症状如何？

2. 有机磷酸酯类药物中毒的解救中阿托品为何要与解磷定合用？

（耿晓庆）

第 *6* 章

局部麻醉药

局部麻醉药(简称局麻药)指在用药局部可逆性地阻断神经冲动的发生和传导,使患者在意识清醒状态下,出现局部痛觉等感觉暂时消失以便于手术的药物。药物活性消失后即能恢复正常神经功能。

一、局麻药基础知识

(一)局麻药的作用

1. **局麻作用** 通过阻断神经细胞膜的钠通道,抑制 Na^+ 内流,从而阻止动作电位的产生和传导,产生局麻效应。其作用快慢、强弱与神经纤维的粗细、有无髓鞘和药物浓度有关。产生局麻作用时,首先是痛觉消失,随之冷觉、温觉、触觉、压觉消失,恢复时顺序相反。

2. **吸收作用** 局麻药吸收过多或误注入血管内可引起全身作用,引起不良反应。

(1)中枢神经系统:引起中枢神经系统先兴奋后抑制,表现为眩晕、不安、多言、震颤、惊厥,最后可转入抑制,出现昏迷、呼吸抑制甚至呼吸麻痹。

(2)心血管系统:可抑制心肌,减慢传导,使血压下降甚至休克。

(二)局部麻醉的方法

1. **表面麻醉** 将穿透性较强的局麻药涂于黏膜表面,使黏膜下神经末梢麻醉。适用于眼、鼻、咽喉、气管、尿道等黏膜部位的浅表手术。常选用丁卡因。

2. **浸润麻醉** 将局麻药注入皮下、皮内或深部组织,使局部的感觉神经末梢麻醉。适用于浅表部位小手术。常选用毒性较小,安全性较大的普鲁卡因,其次是利多卡因。

3. **传导麻醉** 将局麻药注射到神经干或神经丛周围,阻滞其传导。多用于四肢、口腔及面部手术。常用普鲁卡因、利多卡因和丁哌卡因。

4. **硬膜外麻醉** 将药液注入硬脊膜外腔,麻醉神经根。作用范围广,适用于胸部腹部手术。常用利多卡因,也可用普鲁卡因或丁卡因。

5. 蛛网膜下腔麻醉 也称腰麻,是将药液注入腰椎间隙蛛网膜下腔,以阻滞该部位的神经根,适用于腹部或下肢手术(图6-1)。可选用丁卡因、普鲁卡因。

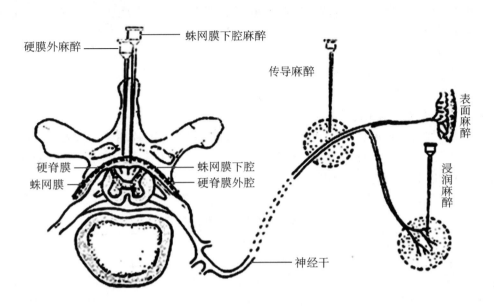

图6-1 局麻药给药部位

二、常用局麻药

常用的局麻药按化学结构常分为酯类和酰胺类。前者主要有普鲁卡因和丁卡因,后者主要有利多卡因和丁哌卡因。其中普鲁卡因最常用。

(一)普鲁卡因(奴佛卡因)

1. 作用及应用

(1)局部麻醉:作用较弱,维持时间短,对皮肤黏膜穿透力较差,一般不用于表面麻醉。主要用于浸润麻醉、传导麻醉、腰麻和硬膜外麻醉。

(2)局部封闭:用0.25% ~0.5%的溶液注射于病灶周围,可缓解局部炎症和损伤症状,为增强疗效,可以配伍甾体抗炎药;也可用于去甲肾上腺素等刺激性强的药物静脉注射外漏时的局部封闭。

2. 不良反应

(1)毒性反应:用量过大或误入血管内,可产生中毒反应。表现为中枢神经先兴奋后抑制,出现兴奋不安、肌肉震颤,甚至惊厥,中毒加深,兴奋转为抑制,出现昏迷、呼吸麻痹;心血管系统表现为心脏抑制、血管扩张、血压下降。但心肌对局麻药耐受性较高,中毒时常致呼吸暂停。严重中毒时,因呼吸麻痹,血压下降而死亡。

(2)过敏反应:极少数人用药数分钟后,出现皮肤潮红、荨麻疹、哮喘甚至休克。可在给药数小时后,出现头痛,面、舌、颈、咽喉处的黏膜水肿,并伴有轻重不等的全身症状。

(3)其他:①腰麻和硬膜外麻醉时可引起血压下降;硬膜外麻醉易致术后头痛;腰麻和硬膜外麻醉的水平过高可导致呼吸肌瘫痪。②普鲁卡因在体内可被假性胆碱酯酶水解成对氨基苯甲酸和二乙氨基乙醇,前者能对抗磺胺药的抗菌作用,后者可增强强心苷的毒性。

（二）利多卡因

本药穿透性比普鲁卡因强，能穿透黏膜，作用较快、较强而持久，安全范围较大，临床主要用于表面麻醉、浸润麻醉、传导麻醉和硬膜外麻醉。因在蛛网膜下腔较易扩散，麻醉部位不易控制，故不宜用于腰麻。本品尚有抗心律失常作用，毒性反应比普鲁卡因大，变态反应罕见。

（三）丁卡因（又名地卡因）

作用及毒性均比普鲁卡因强 10 倍，作用较持久，穿透力强，易进入神经，也易被吸收入血。主要用于表面麻醉、腰麻、传导麻醉及硬膜外麻醉。因毒性大，一般不用于浸润麻醉。

（四）丁哌卡因（又名布比卡因）

作用维持时间长，局麻作用较利多卡因强 4~5 倍，安全范围较利多卡因宽，无血管扩张作用。主要用于浸润麻醉、传导麻醉和硬膜外麻醉。因穿透力不强，故不用于表面麻醉。

临床常用的局麻药作用及应用特点比较（表 6-1）。

表 6-1　常用局麻药作用及应用特点比较

药　物	相对麻醉强度	相对毒性强度	作用持续时间（h）	穿透力	主要用途
普鲁卡因	1	1	1	弱	除表面麻醉外的各种麻醉
利多卡因	2	2	1~2	强	除浸润麻醉外的各种麻醉
丁卡因	10	10~12	2~3	强	除腰麻外的各种麻醉
丁哌卡因	10~18	6.5	5~10	弱	除表面麻醉外的各种麻醉

三、局麻药用药护理

1. 严格控制剂量和浓度：不得超剂量、超浓度给药（浸润麻醉用 0.25%~0.5% 水溶液，每小时不超过 1.5g；传导麻醉用 1%~2% 水溶液，每小时不超过 1.0g；腰麻用 2% 水溶液，每小时不超过 0.75g；蛛网膜下腔麻醉用盐酸结晶粉临用前溶入脑脊液中，浓度为 3%~5% 水溶液，一次用量不超过 0.15g）。尤其对耐受力低下、年老体弱的病人，要适当减量。

2. 防止局麻药过快入血：浸润麻醉和传导麻醉时，为避免局麻药物误入血管，每次推药前必须回吸无血后方可注射。在局麻药中加入微量肾上腺素 [1/（100 000~250 000）] 可延缓局麻药吸收，减少中毒反应的发生，同时可使作用时间延长。

3. 若发现早期中毒症状如惊厥等，应及时抢救：着重采取维持呼吸和循环功能，加压给氧，输液，给予地西泮或硫喷妥钠。如果中毒症状经处理已经控制，还应注意复发的可能，必须密切观察。

4. 局麻药液均显酸性，不得与碱性药液配伍应用。若与葡萄糖配伍，局麻效力会降低。普鲁卡因不得与磺胺类药物、强心苷类药物、胆碱酯酶抑制药合用。指、趾、鼻和阴茎环行浸润麻醉时，不加肾上腺素，以免导致组织坏死。心脏病、高血压、甲状腺功能亢进症等患者进行局麻时禁加肾上腺素。

5. 使用普鲁卡因前应询问病人有无过敏史，有者禁用。

6. 应用丁哌卡因时应注意其吸收后具有一定的心脏毒性反应，会诱发心律失常等。

> **重点提示**
>
> 　　首次应用普鲁卡因前应做皮试,阳性者禁用。一旦有过敏症状,立即停药,静脉注射肾上腺素,给氧和给抗过敏药物,对本药过敏者可用利多卡因代替。腰麻和硬膜外麻醉时,术前肌内注射麻黄碱可预防,术后应保持头低脚高卧位 12h,以防直立性低血压。

讨论与思考

　　患者,男,20 岁。患背部脓肿,拟行切开引流术。请问:①该患者宜选用何种局麻药? 应采用何种麻醉方法? ②为了防止局麻药吸收中毒,可采取何种措施? 为什么?

实践 6-1　普鲁卡因与丁卡因表面麻醉作用

【实践目的】

1. 比较普鲁卡因与丁卡因表面麻醉作用。

2. 练习家兔的捉持法、滴眼法及眨眼反射的观察。

【实践准备】

1. 药品　1%普鲁卡因溶液、1%丁卡因溶液。

2. 器材　家兔固定器、剪刀、滴管。

3. 动物　家兔 1 只。

【实践内容】

　　1. 取家兔 1 只,检查两眼情况,放入家兔固定器中,减去睫毛,用兔须触及角膜,测正常的眨眼反射。

　　2. 左眼滴 1%普鲁卡因溶液 3 滴,右眼滴 1%丁卡因溶液 3 滴。约 1min 后将手放开,每隔5min 测试眨眼反射 1 次,至 30min 为止。

【实践结果】

兔眼	药物	滴药前眨眼反射	滴药后眨眼反射					
			5min	10min	15min	20min	25min	30min
左	普鲁卡因							
右	丁卡因							

【实验作业】　比较普鲁卡因与丁卡因表面麻醉作用的相对强度和持续作用时间。

(徐　静)

第**7**章

中枢神经系统药

学习要点

1. 地西泮、苯妥英钠、氯丙嗪、吗啡、阿司匹林的作用、应用、不良反应和用药护理。

2. 左旋多巴、哌替啶、对乙酰氨基酚、咖啡因及尼可刹米的作用、应用、不良反应和用药护理。

第一节　镇静催眠药

镇静催眠药是指选择性抑制中枢神经系统,引起镇静和近似生理性睡眠的药物。同一个药物在较小剂量时引起安静状态称为镇静药;较大剂量时促进和维持近似生理睡眠状态称为催眠药;此类药合称为镇静催眠药。临床上常用的镇静催眠药根据化学结构分为三类:苯二氮䓬类(地西泮、硝西泮、艾司唑仑)、巴比妥类(苯巴比妥、戊巴比妥、异戊巴比妥)和其他类(水合氯醛)。

一、苯二氮䓬类

地西泮(安定)

1. 作用和应用

(1)抗焦虑:较小剂量即可产生抗焦虑作用,能显著改善焦虑患者的紧张、忧虑、恐惧和心悸、出汗、震颤、不安等症状。是治疗多种原因引起焦虑症的首选药。

(2)镇静催眠:镇静作用快而有效,快速镇静时可引起短暂的记忆缺失。较大剂量可产生催眠作用。其最大优点是不引起麻醉作用,安全范围大。临床上已取代巴比妥类,广泛用于治疗各种原因引起的失眠,尤其对焦虑性失眠疗效好。

(3)抗惊厥和抗癫痫:具有强大的抗惊厥作用可用于治疗破伤风,子痫、小儿高热惊厥及药物中毒性惊厥。地西泮静脉注射是目前治疗癫痫持续状态的首选药。

(4)中枢性肌肉松弛:对骨骼肌痉挛有较强的缓解作用,可松弛肌肉而不影响其正常活动。

（5）用于麻醉前给药，以解除患者对手术的紧张、焦虑、恐惧等情绪。

（6）用于脑血管意外、脊髓损伤等引起的中枢性肌张力增高；也可缓解局部关节病变、腰肌劳损及内镜检查所致的肌肉痉挛。

2. 不良反应

（1）后遗效应：表现为头晕、乏力、记忆力下降、淡漠等，长期应用尤其明显；大剂量可引起共济失调。

（2）耐受性和依赖性：长期应用可产生耐受性和依赖性，饮酒的患者更易发生；停药后出现戒断症状。

（3）呼吸循环抑制：静脉注射速度过快时对呼吸循环产生抑制作用，甚至引起急性中毒，引起昏迷或猝死。

（4）青光眼、重症肌无力患者禁用。

常用苯二氮䓬类药物比较（表 7-1）。

表 7-1　常用苯二氮䓬类药物比较表

分类及时间	药　物	作用特点和适应证
短效类 （3~8h）	三唑仑	具有作用强、速效、短效的特点，依赖性较强，主要用于各种失眠，焦虑症及神经紧张
中效类 （10~20h）	氯硝西泮	抗惊厥和抗癫痫作用较强，用于治疗各种癫痫
	劳拉西泮	抗焦虑作用较强，为地西泮的 5~10 倍，治疗焦虑症、各种失眠
	艾司唑仑	作用较强，治疗各种失眠、焦虑症、癫痫，亦可用于麻醉前给药
	奥沙西泮	作用弱，不良反应较小，治疗各种失眠、焦虑症、癫痫
长效类 （24~72h）	地西泮	抗焦虑、镇静催眠、抗惊厥、抗癫痫，治疗各种失眠、焦虑症、惊厥、癫痫
	硝西泮	抗癫痫作用较强，可用于治疗各种失眠、惊厥、癫痫

二、巴比妥类

巴比妥类药物是巴比妥酸的衍生物，为传统的镇静催眠药。根据药物的起效快慢和作用时间长短分为 4 类（表 7-2）。

表 7-2　巴比妥类药物的作用特点和临床应用

类　别	药　物	显效时间（h）	作用维持时间（h）	主要临床应用
长效类	苯巴比妥	0.5~1	6~8	麻醉前给药抗惊厥、癫痫
中效类	戊巴比妥	0.25~0.5	3~6	镇静、催眠
短效类	司可巴比妥	0.25	2~3	催眠、抗惊厥
超短效	硫喷妥钠	立即（静脉注射）	0.2	麻醉、抗惊厥

1. 作用与应用　巴比妥类药物对中枢神经系统产生普遍性抑制作用，随剂量增加作用由浅入深，依次出现：镇静、催眠、抗惊厥、麻醉，过量抑制呼吸中枢和血管运动中枢，产生麻痹作

用,甚至死亡。

(1)镇静催眠:小剂量引起安静或解除焦虑烦躁;中等剂量能缩短入睡时间,减少觉醒次数,延长睡眠时间。

重点提示

因巴比妥类的安全性不及地西泮类,易产生耐受性和依赖性,毒副作用较大,临床上已不作为镇静催眠的常规用药。

(2)抗惊厥:大于催眠剂量的巴比妥类药物有强大的抗惊厥作用,用于多种原因所致的惊厥。

(3)抗癫痫:苯巴比妥具有抗癫痫作用,可用于癫痫大发作和癫痫持续状态的治疗。

(4)麻醉及麻醉前给药:硫喷妥钠用于静脉麻醉和诱导麻醉,适合小手术或内镜检查。

2. 不良反应

(1)后遗效应:服药次晨出现头晕,困倦,精神不振及定向障碍。

(2)耐受性和成瘾性:长期反复使用可产生耐受性。

(3)过敏反应:少数人可出现皮疹,血管神经性水肿,偶见剥脱性皮炎。

(4)急性中毒:大于催眠剂量(5~10倍)服用或静脉注射过速可引起急性中毒。

急性中毒的处理原则如下。①排除毒物:口服未超过3h者,可用0.9%温氯化钠溶液或1:2000的高锰酸钾溶液洗胃;并用10~15g硫酸钠(禁用硫酸镁)导泻;②碱化尿液:静脉滴注碳酸氢钠碱化尿液,加快药物排出体外,必要时进行血液透析;③加强支持和对症治疗:主要是维持呼吸、循环、泌尿系统功能,并注意预防感染、注意保温、加强护理等。

三、其 他 类

(一)水合氯醛

口服或灌肠均易吸收,具有镇静、催眠、抗惊厥作用。催眠作用约15min起效,产生近似生理性睡眠,醒后无不良反应,维持6~8h。常用于顽固性失眠及其他催眠药无效的失眠。大剂量可用于抗惊厥,治疗由小儿高热、子痫、破伤风等原因所致惊厥,多采用直肠给药。

(二)唑吡坦

唑吡坦又名思诺思,是一种作用快、疗效肯定、不良反应少、不易产生依赖,非苯二氮䓬类的新型镇静催眠药。长期使用未发现耐受现象,停药后无主观不适感。适用于各种类型的失眠。

(三)佐匹克隆

佐匹克隆又名忆梦返,与苯二氮䓬类有相似药理作用的非苯二氮䓬类药物,主要用于催眠。其临床特点是:入睡快、睡眠时间长、睡眠质量高、醒后舒适。久用有成瘾性。

重点提示

新型的非苯二氮䓬类药物如:唑吡坦、佐匹克隆等,因选择性好,不良反应少,在临床上日渐被重视。

四、镇静催眠药用药护理

1. 心、肺及肝功能减退者慎用;驾驶员、高空作业和机械操作人员慎用;老年患者剂量减半。

2. 苯二氮䓬类药物可通过胎盘屏障和随乳汁分泌,有致畸性,故妊娠时期禁用,产前、哺乳期妇女慎用。

3. 苯二氮䓬类药物急性中毒时,除洗胃、对症治疗外,可用特效解毒药:氟马西尼解救。

4. 静脉注射速度不宜过快,以免引起心血管系统和呼吸抑制,应密切注意观察。

5. 一般采取小剂量短期给药或间歇给药,用药超过 2~3 周,应逐渐减量停药,以免产生依赖或出现戒断症状。

6. 不与其他中枢抑制药合用,避免中枢过度抑制。

7. 严格掌握适应证,遵守医嘱,避免滥用。

重点提示

在临床上,引起焦虑、失眠等症状的疾病,都有其特殊的病因,首先采用非药物手段和病因治疗,病情严重者才考虑此类药物,密切注意其不良反应。

讨论与思考

患者,女,50 岁。近 1 个多月来入睡困难,甚至彻夜难眠;心烦易乱、疲乏无力,头痛、多梦、多汗、记忆力减退。请问:①怎样帮助患者入睡? ②如需用药,选什么药? ③告知患者注意哪些事项?

第二节　抗癫痫药

一、癫痫临床类型

癫痫是由脑组织局部病灶的神经元异常高频放电,并向周围扩散,导致大脑功能短暂性失调的临床综合征。临床上根据癫痫发作时的临床表现分为 4 种类型。

1. 大发作　也称为强直性-阵挛性发作,是常见的类型。主要表现为意识突然丧失,全身强直-阵挛性抽搐,持续数分钟,继之转入昏睡状态。

2. 小发作　也称失神性发作,多见于儿童,表现为短暂意识丧失而不出现抽搐。

3. 精神运动性发作　主要表现为阵发性精神失常,伴有无意识的动作。

4. 局限性发作　表现为一侧面部或肢体肌肉抽搐或感觉异常。

5. 癫痫持续状态　指大发作的持续状态,反复抽搐,持续昏迷,不及时解救会危及生命。

二、常用抗癫痫药

(一)苯妥英钠(大仑丁)

1. 作用与应用

（1）抗癫痫：对癫痫大发作疗效好，是治疗大发作的首选药之一，对精神运动性发作和局限性发作亦有效，静脉注射可用于治疗癫痫持续状态。本药对小发作无效，甚至会加重。

（2）抗神经痛：可用于治疗三叉神经痛。对舌咽神经痛和坐骨神经痛亦有效。

（3）抗心律失常对强心苷类药物中毒引起的室性心律失常疗效最好。

2. 不良反应

（1）局部刺激性：苯妥英钠碱性较强，静脉注射易发生静脉炎，不宜肌内注射。

（2）毒性反应：可分为①急性中毒，可致眼球震颤、复视、眩晕、共济失调等，系给药过快、过量所致。②慢性中毒，胃肠道反应、牙龈增生等系长期用药引起。

（3）过敏反应：药物性皮疹较为常见，偶见剥脱性皮炎。

（4）致畸作用：妊娠时期用药偶致畸胎，妊娠期妇女禁用。

（二）其他抗癫痫药

见表7-3。

表 7-3　常用抗癫痫药的应用与特点

药　名	应　用	特　点
苯妥英钠	大发作、精神运动性发作、局限性发作、癫痫持续状态	不良反应较多，牙龈增生
苯巴比妥	癫痫大发作和癫痫持续状态，其他类型癫痫	速效、高效、低毒和价廉
扑米酮	主要用于苯巴比妥和苯妥英钠不能控制的大发作	疗效优于苯巴比妥
乙琥胺	治疗小发作的首选药，对其他癫痫无效	不良反应较少
丙戊酸钠	广谱抗癫痫药，用于各型癫痫	对其他药物未能控制的癫痫仍可能有效
卡马西平	精神运动性发作的首选药，对大发作有效，对躁狂症、三叉神经痛有明显的疗效	不良反应相对较少

三、抗癫痫药的临床用药原则

原发性癫痫治疗需要长期用药；继发性癫痫应去除病因，亦需药物治疗。

1. 合理选择药物　根据癫痫发作类型合理选药，单纯性癫痫一般用一种药，如果疗效不佳，可联合用药。大发作首选苯妥英钠；小发作首选乙琥胺；单纯局限发作首选卡马西平；精神运动性发作选卡马西平或加用扑米酮；混合性癫痫宜联合或选用广谱抗癫痫药；癫痫持续性发作首选地西泮缓慢静脉注射。

2. 治疗方案个体化　不同患者对癫痫药的反应差异很大，所以治疗方案应个体化。初期单纯型癫痫选一种有效药物，从小剂量开始，逐渐增量，直至产生最好疗效而不出现严重不良反应。症状控制后改为维持量治疗。若一种药物难奏效或者混合型癫痫患者，常需要联合用药。

3. 过渡式换药　治疗过程中不可随意换药，必要时采取过渡式换药，即在原药基础上加用新药，待后者发挥疗效后，再逐渐减量、停用原药，否则可能使癫痫发作加剧，甚至诱发癫痫持续状态。

4. 逐渐停药　应坚持长期用药，一般坚持至完全无发作2~3年，然后逐渐减量停药。大发作减药过程 1 年,小发作需 6 个月,个别病例需终生用药。

5. 定期检查　用药期间应定期进行血、尿常规和肝肾功能检查,以便及时发现毒性反应,有条件的可以进行血药浓度监测。

四、抗癫痫药用药护理

1. 用药前向患者进行宣传教育,向患者解释说明,服用抗癫痫药达到稳定的血药浓度需经数日,之后才能发挥稳定作用,嘱患者耐心地配合治疗。

2. 嘱患者遵医嘱用药,抗癫痫药的选择是根据癫痫发作的类型、患者的情况和药物的毒性综合考虑的。故应嘱患者遵医嘱用药,不可自行调换药物或增减剂量,不能突然停药,否则可能加重癫痫发作。

3. 告知患者,苯妥英钠宜饭后服,服用后尿液变红色或棕红色,对身体健康无影响,停药后可自行消失;注意口腔卫生,防止牙龈炎,经常按摩牙龈。

4. 应向患者及家人说明抗癫痫药可能引起的不良反应,嘱患者用药期间定期做体格及神经系统检查,定期检查血象和肝、肾功能。劝告患者服药期间不要饮酒。

5. 静脉注射苯妥英钠时应选用较粗的血管,以减少静脉炎发生;静脉注射地西泮和苯妥英钠时,应缓慢注射。

讨论与思考

患者,女,20 岁。5 个月前曾突然昏倒,全身肌肉抽搐,口吐白沫,尿失禁。经检查后诊断为癫痫大发作,医师给予苯妥英钠治疗。请问应用苯妥英钠如何进行用药护理?

第三节　抗精神失常药

一、抗精神病药

代表药为氯丙嗪(冬眠灵)。

(一)作用和应用

通过阻断中枢多巴胺受体,产生抗精神病作用。同时还可阻断 α 受体和 M 受体。

1. 对中枢神经系统的作用

(1)镇静安定、抗精神病作用:精神失常患者服用氯丙嗪后,可迅速控制兴奋躁狂症状,大剂量连续应用后,幻觉、妄想等症状消失,情绪安定,理智恢复,生活自理。抗精神病作用无耐受性。氯丙嗪对急、慢性精神分裂症都有效果,对精神分裂症急性期的治疗效果最好;也用于躁狂症的治疗。

(2)镇吐作用:小剂量阻断延髓催吐化学感受区的多巴胺受体,大剂量直接抑制呕吐中枢,产生强大的镇吐作用。临床上可用于多种原因引起的呕吐。亦可用于治疗顽固性呃逆,对刺激前庭引起的呕吐无效。

(3)体温调节作用:对丘脑下部的体温调节中枢具有很强的抑制作用,使体温调节中枢功能失灵,使体温随外界环境温度的变化而改变。配合物理降温措施,可使机体体温降至正常水平或正常以下水平。既可降低发热患者的体温,也可降低正常人的体温。临床上常用人工冬眠合剂:氯丙嗪和异丙嗪、哌替啶配伍,可用于人工冬眠疗法,以降低患者的基础代谢,用于抢救甲亢危象、高血压危象、高热惊厥等危重病人。

(4)加强中枢抑制药的作用 氯丙嗪可加强麻醉药、镇静催眠药、镇痛药及乙醇等中枢药物的作用。

2. 对自主神经的作用 氯丙嗪能阻断 α 受体,扩张外周血管,导致血压下降,但其降压作用反复应用后易产生耐受性,故不用于治疗高血压。氯丙嗪阻断 M 受体而出现抗胆碱作用,因其作用弱,无治疗意义。

重点提示

由于氯丙嗪可翻转肾上腺素的升压作用,故对氯丙嗪引起的血压下降应当用去甲肾上腺素或间羟胺升压。

3. 对内分泌系统的作用 使生长激素、促皮质激素、促性腺激素和催乳素抑制因子泌减少,催乳素分泌增多。

其他常用抗精神失常药特点与应用见表7-4。

(二)不良反应

氯丙嗪的安全范围大,但作用与应用广泛,长期用药不良反应较多。

1. 一般不良反应 有嗜睡、乏力、精神抑郁、意识障碍、紧张、鼻塞、口干、便秘、食欲减退、视物模糊、血压下降等。

2. 锥体外系症状 是长期应用氯丙嗪治疗精神分裂症最常见的不良反应。包括①帕金森综合征:老年人多见。②急性肌张力障碍:青少年多见。③静坐不能:中年人多见。④迟发性运动障碍。多用苯海索对抗。

3. 直立性低血压 注射或大剂量给药后卧床休息 1~2h,预防直立性低血压的发生。

4. 其他 少数人可出现肝功能异常,微胆管阻塞性黄疸等。过敏反应有皮疹、发热、粒细胞缺乏症等。

表 7-4 常用的抗精神失常药特点与应用

药　　物	作用特点与应用
奋乃静	对幻觉、妄想等症状疗效较好,对慢性精神分裂症的疗效优于氯丙嗪,锥体外系症状也较强
氟奋乃静、三氟拉嗪 氟哌啶醇	对幻觉、妄想、行为退缩、情感淡漠等症状疗效较好,适用于紧张型、妄想型精神分裂症 抗精神病作用和镇吐作用较强,可用于治疗各种精神分裂症,对兴奋躁狂症状疗效较好,锥体外系症状多见且较严重
五氟利多	抗精神病作用较强,适用于急、慢性精神分裂症,尤其对慢性精神分裂症疗效更好,锥体外系症状较轻
舒必利	对急、慢性精神分裂症都有较好疗效,对难治患者也有一定疗效,还可治疗抑郁症和呕吐

续表

药　物	作用特点与应用
氯氮平	非经典抗精神病药物,抗精神病作用较强,对急、慢性精神分裂症均有效;对年久难治、经多种药物治疗无效者,仍可能有效。锥体外系症状较轻
利培酮	非经典抗精神病药,对Ⅰ型、Ⅱ型精神分裂症均有疗效,同时对认知障碍和继发性抑郁也有治疗作用。剂量小、见效快、锥体外系反应轻、患者易接受。临床应用较多

(三)用药护理

1. 对初次接受本类药物治疗的患者,应了解其病史,对本类药物过敏者要禁用。

2. 对治疗不合作的患者,要采取适当的措施,保证患者规律、正常用药。

3. 用药期间注意观察,如果发现锥体外系反应的早期症状,如反应迟缓、动作笨拙、少动、表情呆滞、流涎、双手细颤或烦躁不安等,应报告医师。

4. 氯丙嗪大剂量应用或在注射给药后,易发生直立性低血压。要注意:①大剂量应用或在注射给药后,要卧床休息1~2h,再缓慢起床;②人工冬眠疗法时,应采取头低足高卧位;③一旦发生直立性低血压而又不缓解时,应及时报告医师,以便采取升高血压的措施。

5. 当患者用药后出现不适感及与原精神疾病不相符的症状,如意识障碍、消极、忧郁、幻觉、躯体性妄想、紧张状态或兴奋躁动时,应及时报告医师,并加强监护,以免发生意外。

6. 对用药后突然出现畏寒、发热、咽痛、倦怠、乏力的患者,要认真观察其病情变化,并检测其白细胞变化,以防发生粒细胞减少或缺乏。

7. 注意观察恶性综合征的早期表现,如严重锥体外系症状、发热、心动过速、大汗淋漓、流涎、尿潴留等。一经发现,立即报告医师。

二、抗躁狂症药与抗抑郁症药

(一)抗躁狂症药

主要为碳酸锂。

1. 作用和应用　治疗量对正常人精神活动没有明显影响,但对躁狂症和精神分裂症的兴奋、躁狂症状具有显著疗效。临床主要用于治疗躁狂症。对精神分裂症的兴奋躁动症状亦有效,与抗精神病药(如氯丙嗪、氟哌啶醇)合用可产生协同作用,同时也可减少碳酸锂的胃肠道反应。

2. 不良反应和用药护理

(1)胃肠刺激症状:恶心、呕吐、腹泻最常见,配合抗精神病药可减轻之。

(2)中毒症状:碳酸锂的安全用药范围窄,当血锂浓度达到1.5~2.0mmol/L时,即可出现头晕、视物模糊、意识障碍、肌张力增高、反射亢进、震颤、惊厥,甚至昏迷与死亡。因此,用药期间应密切观察,最好进行血药浓度监测。

(3)肾功能不全、电解质紊乱、妊娠期妇女和哺乳期妇女禁用。

(二)抗抑郁症药

主要为丙咪嗪。

1. 作用与应用　抑郁症患者服用后,可明显振奋精神、提高情绪、消除抑郁,但起效慢,一般用药后 2~3 周才能见效,故不能作应急之用。临床上可用于治疗各型抑郁症。

2. 不良反应　常见的不良反应是阿托品样反应;也可出现头晕、直立性低血压、心律失常、皮疹等。

讨论与思考

某精神分裂症患者口服氯丙嗪 300mg 后午睡,1h 后起床时发生晕厥。请问:①患者最可能发生什么不良反应?②如何进行防治?

第四节　抗帕金森病药

帕金森病又称震颤麻痹,是一种由多种原因导致的慢性、进行性中枢神经组织退行性疾病,是中老年人最常见的锥体外系疾病,主要病变在黑质和纹状体通路,多巴胺生成减少。主要临床特点:静止性震颤、动作迟缓及减少、肌张力增高、姿势不稳等为主要特征。

抗帕金森病药分为拟多巴胺药和胆碱受体阻断药两类。目前药物治疗并不能完全治愈该病,但若正确使用可显著改善患者的生活质量。

一、中枢拟多巴胺类药

本类药按其作用机制分为 4 类:①多巴胺的前体药:左旋多巴;②左旋多巴的增效药:卡比多巴、司来吉兰;③多巴胺受体激动药:溴隐亭;④促多巴胺释放药:金刚烷胺。

(一)左旋多巴

1. 作用和应用

(1)帕金森病:用左旋多巴治疗后,约 75% 的患者获得较好疗效。治疗初期疗效更显著。左旋多巴的作用特点:①对轻症及较年轻患者疗效较好,而重症及年老衰弱患者疗效差;②对肌肉僵直及运动困难疗效较好,而对肌肉震颤症状疗效差;③作用较慢,常需用药 2~3 周才出现客观体征的改善,1~6 个月以上才获得最大疗效,但作用持久,且随用药时间延长而递增。治疗各种类型的帕金森病,但对吩噻嗪类药物引起的帕金森病无效。

重点提示

左旋多巴是左旋酪氨酸合成儿茶酚胺的中间产物,是多巴胺的前体物质,左旋多巴本身无药理活性,进入中枢脱羧成多巴胺后才起治疗作用。

(2)肝性脑病:左旋多巴能在脑内转变去甲肾上腺素,使正常神经活动得以恢复,患者可由昏迷转为苏醒。

2. 不良反应

(1)胃肠道反应:治疗初期约 80% 患者出现恶心、呕吐、食欲减退等。

(2)心血管反应:治疗初期,约 30% 患者出现轻度直立性低血压,原因未明。

(3)神经系统症状:不随意运动为长期用药所引起。另外还可出现"开-关现象"。疗程延长,发生率也相应增加。

(4)精神障碍:此反应可能与多巴胺作用于大脑边缘叶有关。

(5)药物相互作用:维生素 B_6 是多巴脱羧酶的辅基,可增强左旋多巴的外周副作用。抗精神病药能引起帕金森综合征,又能阻断中枢多巴胺受体,所以能对抗左旋多巴的作用。

(二)卡比多巴

为外周左旋芳香氨基酸脱羧酶抑制药,不能通过血脑屏障而进入脑,故和左旋多巴合用时,仅抑制外周的左旋多巴转化为多巴胺,使循环血中左旋多巴含量增高 5～10 倍,因而可使较多的左旋多巴到达黑质-纹状体而发挥作用,从而提高左旋多巴的疗效。同时又可减轻左旋多巴在外周的不良反应。卡比多巴是左旋多巴的重要辅助药,卡比多巴单独使用无明显药理作用。

(三)金刚烷胺

金刚烷胺原为抗病毒药,在预防流感时意外发现有抗帕金森病作用。疗效不如左旋多巴,但优于抗胆碱药。临床用于不能耐受左旋多巴治疗的帕金森病患者。不良反应轻微,妊娠期妇女、癫痫患者禁用。

(四)溴隐亭

溴隐亭可激动多巴胺受体,使纹状体内的神经化学恢复平衡,改善震颤,僵直,活动迟缓和帕金森病的其他症状,疗效可保持多年。本药既可单独使用,也可在早期和晚期合并其他抗帕金森病药,与左旋多巴合用可加强抗帕金森病的作用。对长期使用左旋多巴发生疗效减退或产生不随意的异常运动,用药末期失效和"开-关"现象的患者,溴隐亭可提供特别有效的治疗。本药具有内在抗抑郁作用,可改善帕金森病患者常有的抑郁症。

二、胆碱受体阻断药

胆碱受体阻断药曾经是治疗帕金森病最有效的药物,自从左旋多巴问世,抗胆碱药已经退居次要位置,主要用于轻症患者。对抗精神病药引起的帕金森综合征也有效。常用的抗胆碱药有苯海索。

苯海索(安坦)为中枢抗胆碱药,作用在于选择性阻断纹状体的胆碱能神经通路,而对外周作用较小,从而有利于恢复帕金森病患者脑内多巴胺和乙酰胆碱的平衡,改善患者的帕金森病症状。

三、抗帕金森病药用药护理

1. 应用本类药物要从小剂量开始,逐渐递增,获最佳疗效后将剂量减少 20% 作长期治疗的维持剂量。

2. 明确诊断,本类药物均有不同程度的副作用,因此,一定要明确诊断,切勿盲目用药或不规则加减药物和药量,以免引起严重不良反应。

3. 在进行药物治疗期间,护士应认真观察患者的僵直、震颤及运动功能改善的程度,同时注意观察药物的疗效、副作用、出现副作用的时间和症状等,以便更好地制订相应的护理措施,对调整患者的用药也有参考价值。

讨论与思考

患者,男,68 岁。6 个月前出现静止性震颤、动作迟缓及减少、肌张力增高、姿势不稳等临床表现,诊断为帕金森病。给予左旋多巴和卡比多巴治疗。服药期间应注意哪些护理事项?

第五节 镇 痛 药

镇痛药是一类作用于中枢系统,能选择性减轻、缓解疼痛,并能消除因疼痛引起的不愉快情绪反应的药物。此类药物的镇痛作用与激动阿片受体有关,久用易产生依赖并成瘾,又称为阿片类镇痛药。麻醉性及成瘾性镇痛药有两类:一为阿片生物碱类,包括吗啡和可待因;另一类为人工合成的镇痛药,包括哌替啶、芬太尼、美沙酮、喷他佐辛等。

一、阿片受体激动药

吗啡是阿片受体激动药的经典代表药,镇痛作用强大,抑制呼吸、镇静和欣快等中枢作用明显,长期用药易产生耐受性和依赖性。

(一) 作用

1. 中枢作用

(1)镇痛镇静:吗啡有强大镇痛作用,对各种疼痛均有效。在镇痛的同时,兼有镇静和欣快作用,由此消除患者对疼痛的焦虑和恐惧,在外界环境安静的情况下诱导入睡,但易被唤醒。

(2)抑制呼吸:治疗剂量时使呼吸频率减慢,潮气量减小。明显降低呼吸中枢对 CO_2 的敏感性,也抑制呼吸中枢。呼吸抑制是吗啡急性中毒致死的主要原因。

(3)镇咳:能抑制咳嗽中枢而产生较强的镇咳作用,因成瘾性临床上一般不用于镇咳。

(4)其他作用:兴奋支配瞳孔的副交感神经而引起明显的缩瞳,中毒时呈针尖样瞳孔;兴奋催吐化学感受区引起恶心和呕吐。

2. 外周作用

(1)消化系统:治疗剂量能兴奋胃肠道平滑肌使其肌张力增高,肠蠕动减弱;并抑制中枢神经系统使便意迟钝而引起便秘。

(2)心血管系统:能扩张动脉和静脉,降低外周血管阻力,产生直立性低血压。对呼吸的抑制作用致 CO_2 积聚可使脑血管扩张、颅内压增高。

(3)其他:兴奋输尿管平滑肌,增加输尿管的张力;抑制膀胱排空反射,增加膀胱外括约肌张力和膀胱容积,引起排尿困难;还可抑制子宫对缩宫素的敏感性而延长产程。

3. 免疫系统 对免疫系统的作用主要表现为免疫抑制,包括抑制淋巴细胞增殖,减少细胞因子的分泌,减弱自然杀伤细胞的细胞毒作用。

(二) 应用

1. 镇痛 可用于由各种原因引起的疼痛,特别是用于其他镇痛药无效的剧烈疼痛,而对胆绞痛和肾绞痛需加用阿托品等。为避免产生依赖,不用于慢性钝痛。

(重点提示)

本药为麻醉药品,必须严格按国家有关规定管理,严格按适应证使用。本药数次连续可产生耐受性和成瘾性。仅用于疼痛原因明确的急性剧烈疼痛且短期使用或晚期癌性重度疼痛。

2. 心源性哮喘　吗啡因具镇静作用,能减轻患者的烦躁和恐惧情绪;抑制呼吸中枢对 CO_2 敏感性,使呼吸由浅快变为深慢;扩张血管,减少回心血量,减轻心脏负担,有利于肺水肿的消除。

3. 止泻　可减轻急慢性腹泻的症状,一般以含少量吗啡的阿片酊组成复方制剂用于严重单纯性腹泻的治疗。

(三)不良反应

1. 一般性不良反应　治疗量可引起眩晕、恶心、呕吐、便秘、尿少、排尿困难。

2. 耐受性和依赖性　本药连续使用 3~5d 即产生耐受性,1 周以上可致依赖性。

重点提示

含有吗啡的制剂有阿片酊、复方甘草片、复方甘草合剂、复方樟脑酊等,这些制剂尽管含吗啡量极少,但长期应用也可产生依赖。

3. 急性中毒　过量可引起急性中毒,主要表现为昏迷,呼吸深度抑制及瞳孔极度缩小,并伴有血压下降,严重缺氧及尿潴留,呼吸麻痹是其致死的主要原因。抢救措施为人工呼吸、适量给氧、加用呼吸兴奋药以及阿片受体拮抗药纳洛酮。

(四)禁忌证

严禁用于支气管哮喘及肺心病患者、颅脑损伤所致颅内压增高的患者、分娩镇痛、哺乳妇女镇痛、肝功能严重减退患者。

二、人工合成镇痛药

人工合成镇痛药能激动或部分激动阿片受体,产生与吗啡相似的药理作用。但其依赖性、成瘾性较小,故临床应用广泛。

(一)哌替啶(度冷丁)

1. 作用

(1)镇痛、镇静:其镇痛强度为吗啡的 1/10~1/8,在镇痛的同时也有明显的镇静作用,部分患者可有欣快感,成瘾性小于吗啡,产生也较慢。

(2)呼吸抑制:相对吗啡较弱,持续时间短。

(3)兴奋平滑肌:具有阿托品样作用,可兴奋胃肠、胆道、泌尿道、支气管平滑肌,和吗啡相似但较弱,作用时间短,故不引起便秘,也无止泻作用;可引起胆绞痛;不影响缩宫素的作用。

(4)扩张血管:可引起直立性低血压和颅内压增高。

2. 应用

(1)镇痛:可代替吗啡用于各种剧痛。新生儿对哌替啶呼吸抑制作用极为敏感,因此产妇临产前 2~4h 内不宜使用。

(2)心源性哮喘:常代替吗啡用于心源性哮喘的辅助治疗。

(3)麻醉前给药:术前使用可解除患者对手术的紧张和恐惧情绪,减少麻醉药用量。

(4)人工冬眠:和氯丙嗪、异丙嗪配伍,可用于人工冬眠,以降低患者的基础代谢。

3. 不良反应

(1)副作用:治疗量可致眩晕、恶心、呕吐、口干、心悸、直立性低血压。

(2)依赖性:久用易产生药物依赖甚至成瘾。

（3）急性中毒：抑制呼吸，并致震颤、肌肉抽搐和惊厥。支气管哮喘和颅脑外伤患者禁用。

（二）芬太尼

本药镇痛作用较强，属麻醉性镇痛药，其效价强度为吗啡的 80~100 倍，也引起呼吸抑制，有明显欣快和成瘾性，但比吗啡弱。大剂量可导致肌肉僵直，纳洛酮可对抗之。临床可用于各种原因引起的剧痛。与氟哌利多合用制成"神经安定镇痛合剂"，帮助完成某些小手术或医疗检查，如大面积烧伤换药、内镜检查等。与氧化亚氮或其他吸入麻醉剂合用，可增强麻醉效果。禁用于支气管哮喘、重症肌无力、颅脑肿瘤或颅脑外伤引起昏迷的患者以及 2 岁以下的小儿。

（三）美沙酮

本药镇痛效价强度与吗啡相当，起效慢，服用后 30min 起效，作用时间长，其优点是口服和注射效果相似，反复使用有一定蓄积性。镇咳、呼吸抑制、对胃肠和胆道压力的影响较吗啡弱，欣快作用不如吗啡，成瘾性产生较慢，程度较轻。临床可用于各种剧痛，亦用于吗啡和海洛因成瘾的戒毒时的替代品。

三、其他镇痛药

（一）喷他佐辛

本药为阿片受体部分激动药，又名镇痛新。镇痛和呼吸抑制作用分别为吗啡的 1/3 和 1/2，无明显欣快感和成瘾性，过量（60~90mg）可致烦躁、焦虑、幻觉等精神症状，并能加快心率、升高血压。临床用于慢性疼痛患者。

（二）曲马朵

本药镇痛强度与喷他佐辛相当；镇咳强度约为可待因的 1/2；治疗量不抑制呼吸，扩血管和降压作用不明显；耐受性和成瘾性低于吗啡和哌替啶。临床用于外科和产科手术及晚期肿瘤疼痛的治疗。不良反应有眩晕、恶心、呕吐和出汗等。

（三）罗通定

本药有镇静、镇痛、安定和中枢性肌肉松弛作用，呼吸抑制作用小。临床主要口服用于慢性持续性钝痛和内脏痛，对因疼痛引起失眠的患者尤其适用。

四、镇痛药用药护理

1. 应严格按照《麻醉药品和精神药品管理条例》和《麻醉药品临床应用指导原则》的有关规定保管和使用本类药物。

2. 应用吗啡期间应定时测量血压、呼吸，观察舌、甲床有无发绀。如患者呼吸减慢、瞳孔缩小、嗜睡等应及时停药并告知医师，如呼吸每分钟少于 6 次、出现发绀时，需辅助呼吸。告诫患者用药期间戒烟戒酒，以免加深呼吸抑制。

3. 告知患者应用吗啡后可能出现腹胀、排尿困难、便秘等反应。

4. 应嘱咐患者用药后卧床休息，改变体位时动作要缓慢，防止因直立性低血压而摔伤。吗啡和哌替啶中毒时瞳孔的变化相反，故用药期间注意观察瞳孔的变化。

5. 为防止蓄积中毒或产生耐受性和成瘾性，用药间隔时间至少应 4h。注意观察患者有无多处方、囤积药物行为，以防药物不良应用和非法流失。

附:阿片受体阻断药

纳洛酮、纳曲酮均为阿片受体阻断药。能快速对抗阿片类药物过量中毒所致的呼吸抑制和血压下降等。临床上主要用于:①阿片类药物急性中毒;②阿片类药物成瘾者的鉴别诊断;③试用于急性酒精中毒、脑卒中、休克、脑外伤的救治。

讨论与思考

患者,男,76岁,患肺癌,伴剧烈胸痛,医师给予吗啡。请考虑用药后在护理上应当注意哪些方面?

第六节 解热镇痛抗炎药

解热镇痛抗炎药是一类具有解热、镇痛、大多数还有抗炎、抗风湿作用的药物。其化学结构及作用机制与甾体类抗炎药糖皮质激素不同,故又称为非甾体类抗炎药。其共同的作用机制是抑制环氧化酶,干扰体内前列腺素(PGs)的生物合成。

1. **解热** 通过抑制中枢 PGs 合成,通过增加散热使体温调回正常水平而发挥解热作用,因而仅降低发热者的体温,对正常体温无影响。

2. **镇痛** 有中等程度镇痛作用,强度弱于哌替啶。常用于治疗头痛、牙痛、肌肉痛、痛经等慢性钝痛。

3. **抗炎** 除对乙酰氨基酚外,本类解热镇痛药还有抗炎抗风湿作用。

一、常用解热镇痛抗炎药

(一)阿司匹林(乙酰水杨酸)

1. **作用及应用**

(1)解热镇痛抗风湿作用:常用于各种慢性钝痛及感冒发热。大剂量的阿司匹林(3~5g/d)对于急性风湿热患者能迅速(1~2d)改善其临床症状,并可用作鉴别诊断。

(2)抑制血栓形成:血栓素 A_2(TXA$_2$)与前列环素(PGI$_2$)是生理对抗剂。小剂量阿司匹林(50~100mg/d)减少 TXA$_2$ 的生成而抗血小板聚集及抗血栓形成,而不致影响 PGI$_2$ 合成。因此,防治血栓性疾病时应当小剂量为宜。大剂量可使 PGI$_2$ 合成减少,促进凝血及血栓形成。

重点提示

近年来,随着对动脉粥样硬化形成过程的认识不断深入,人们逐渐发现阿司匹林对动脉粥样硬化形成的各个环节都有干预作用,表明阿司匹林不仅能抑制血栓形成,还具有抗动脉粥样硬化特点。

(3)其他作用:阿司匹林可降低胆道的 pH,用于胆道蛔虫病的治疗;还可以促进尿酸的排出,用于治疗痛风。

2. **不良反应**

(1)胃肠道反应:最常见,表现为上腹不适、恶心、呕吐等,长期或较大剂量口服可诱发胃溃疡及不易察觉的胃出血。

（2）凝血障碍：小剂量抑制血小板聚集可使出血时间延长，大剂量还能抑制凝血酶原形成，造成出血倾向。可用维生素 K 预防。

（3）过敏反应：除常见的过敏反应外，某些哮喘患者用药后可诱发"阿司匹林哮喘"，肾上腺素治疗无效，糖皮质激素雾化吸入效果好。

（4）水杨酸反应：为过量（>5g/d）时出现的中毒反应，出现头痛、眩晕、恶心、呕吐、耳鸣、听力减退、严重者可出现过度呼吸、高热、脱水、酸碱平衡失调、甚至精神错乱。应立即停药，静脉滴注碳酸氢钠碱化尿液，加速药物排出。

（5）瑞夷（Reye）综合征：极少数病毒感染伴发热的儿童服用本药后可出现严重肝损害合并急性脑水肿，甚至死亡。

（二）其他常用解热镇痛药

作用特点见表7-5。

表7-5　其他常用解热镇痛药的作用特点

药　物	作用及特点
对乙酰氨基酚（扑热息痛）	解热作用和阿司匹林相似，镇痛作用较弱，无明显抗炎抗风湿作用。常用于感冒发热及慢性钝痛的治疗，抗感冒药复方制剂中常用成分
保泰松	抗炎抗风湿作用强而解热镇痛作用较弱。主要用于治疗风湿及类风湿关节炎、强直性脊柱炎。有促进尿酸排泄的作用，可用于急性痛风。其不良反应多且严重，已少用
吲哚美辛（消炎痛）	有显著的抗炎抗风湿及解热镇痛作用。主要治疗各类关节炎和强直性脊柱炎，对癌性发热及其他不易控制的发热常能见效，不良反应多而重
双氯芬酸	抗炎、抗风湿、镇痛、解热作用较阿司匹林强数十倍而不良反应较小，主要用于风湿、类风湿、骨性关节炎的治疗
布洛芬	抗炎、抗风湿、镇痛、解热作用较阿司匹林相近，但胃肠道反应轻，患者易耐受。常用于治疗风湿及类风湿关节炎的治疗
吡罗昔康（炎痛喜康）	为强效、长效镇痛抗炎药，对风湿、类风湿关节炎的疗效和阿司匹林、吲哚美辛相似
美洛昔康	抗炎作用强而副作用较小，用于治疗各类关节炎及组织炎症
尼美舒利	抗炎作用强，胃肠道不良反应少
塞来昔布	抗炎作用强而副作用较小，口服吸收好，长期应用，胃黏膜损伤及胃肠出血发生率低

二、解热镇痛抗炎药用药护理

1. 用药前询问患者有无胃肠道出血史、溃疡、哮喘、蚕豆病史及对本类药物过敏史，如有上述病史则不宜应用本类药物。

2. 指导患者饭中或饭后服药，如与牛奶、蜂蜜同服或服肠溶片可减轻胃肠反应，服药期间忌饮酒。

3. 发热患者应用本类药后出汗较多，嘱患者多喝水以补充水分，及时更换内衣。

4. 用药后注意观察，如出现腹痛、便血、月经量增多、牙龈出血、眩晕、耳鸣等症状及时报告医师。

5. 用药期间检查血常规,必要时检查肝、肾功能。

讨论与思考

患者,女,50 岁。低热、乏力,双手关节肿胀、疼痛 1 个月余,诊断为类风湿关节炎。医师给予双氯芬酸等药物治疗。请问:①如何指导患者服药? ②用药前后应对患者进行哪些用药护理?

第七节　中枢兴奋药

中枢兴奋药指能提高中枢神经系统功能活动的一类药物。根据其作用部位可分为 3 类:①主要兴奋大脑皮质的药物,如咖啡因等;②主要兴奋延髓呼吸中枢的药物,又称呼吸兴奋药,如尼可刹米等;③主要兴奋脊髓的药物,如士的宁等。

一、主要兴奋大脑皮质药

(一) 咖啡因

咖啡因是由茶叶或咖啡中提取的一种生物碱。

1. 作用与应用　小剂量(50 ~ 200mg)能增强大脑皮质的兴奋过程,振奋精神,消除疲劳,改善思维;较大剂量(250~500mg)可兴奋延髓呼吸中枢及血管运动中枢,使呼吸加深加快,血压升高。主要应用于中枢抑制药过量、危重疾病引起的呼吸抑制和循环衰竭。与麦角胺配伍可用于偏头痛的治疗,和解热镇痛药配伍治疗一般性头痛。

2. 不良反应　用量过大(大于 800mg)可引起心悸、眩晕、头痛;中毒时可致惊厥。久用可产生耐受性,并影响儿童的生长发育。癫痫及高血压患者禁用。

(二) 哌甲酯

哌甲酯又名利他林,为苯丙胺类药物,治疗量能兴奋大脑皮质和皮质下中枢,振奋精神,解除轻度中枢抑制,消除疲劳。大剂量能兴奋呼吸中枢,也可引起惊厥。临床用于轻度抑郁及小儿遗尿症及儿童多动综合征的治疗。

二、主要兴奋延髓呼吸中枢药

(一) 尼可刹米(可拉明)

1. 作用和应用　治疗量能选择性地兴奋延髓呼吸中枢,也可作用于颈动脉体和主动脉体化学感受器,反射性地兴奋呼吸中枢,并能提高呼吸中枢对二氧化碳的敏感性,使呼吸加深加快。一次静脉注射作用维持 5~10min。因作用温和,安全范围大,临床常用于各种原因所致中枢性呼吸抑制和循环衰竭,对抗吗啡中毒效果较好。一般间歇静脉注射给药效果较好。

2. 不良反应　有出汗、恶心、呕吐、皮肤潮红、皮疹等。剂量过大可出现血压升高、心悸、震颤、肌肉僵硬或抽搐、心律失常、高热。严重者可致癫痫样惊厥,随之出现昏迷。

(二) 二甲弗林

二甲弗林又名回苏灵,能直接兴奋呼吸中枢,使呼吸加深加快,肺换气量增加。作用比尼可刹米强,起效快,作用时间短,安全范围小,过量可致惊厥。用于多种原因引起的中枢性呼吸衰竭,对肺性脑病有较好的促苏醒作用,苏醒率可达 90%~95%。

（三）山梗菜碱

山梗菜碱又名洛贝林,本药通过刺激颈动脉体和主动脉体的化学感受器,反射性地兴奋延髓呼吸中枢。其作用快、弱、短暂,仅数分钟,但安全范围大,不易致惊厥。临床常用于治疗新生儿窒息、小儿感染性疾病引起的呼吸衰竭以及一氧化碳中毒引起的窒息。

三、中枢兴奋药用药护理

1. 本类药物的安全范围小,作用持续时间短,过量易致惊厥,故仅限于短时间内急救时使用。在临床急救中需反复给药时,应注意控制用量和给药间隔时间。

2. 用药期间应注意观察,如患者出现烦躁不安、反射增强、震颤、面部及四肢肌肉轻度抽搐等现象,应警惕惊厥发生,立即报告医师。

重点提示

中枢兴奋药应用时应严格掌握剂量。宜限于短时就能纠正的呼吸衰竭患者。临床主要采用呼吸机维持呼吸,因为它远比呼吸兴奋药有效而且安全可靠。

讨论与思考

患者,女,28 岁。极度消瘦,急诊处于昏迷状态,检查:患者瞳孔极度缩小,两侧对称呈针尖样大小,呼吸深度抑制。请问:①应考虑是何种中毒?②应选用何药抢救?③给药期间应注意什么?

实践 7-1　镇静催眠药的用药护理

【实践目的】

1. 能通过用药案例分析,学会正确分析用药案例的方法。

2. 能合理使用镇静催眠药用药护理。

3. 能对患者做好用药指导。

【实践准备】

1. 临床用药案例　合理使用镇静催眠药用药护理录像片、镇静催眠药用药护理用药的有关的病例、地西泮等相关药品。

2. 环境　药物实训室、模拟病房。

【实践方法】

1. 情景演练　患者,男,58 岁,睡眠减少、失眠、入睡困难、早醒,需长期服用镇静催眠药。

（1）角色扮演:学生分为若干组,由一位学生扮演患者,一位学生扮演护士模拟用药并进行用药指导。

（2）讨论与点评:学生分小组讨论推选一学生进行评价,最后教师总结点评。

2. 案例讨论　患者,女,37 岁,系某公司销售科科长,因入睡困难、早醒服用司可巴比妥

（速可眠、丙烯戊巴比妥钠）3 个月余，现出现食欲低下、身体消瘦、疲乏无力、皮肤无光泽、面色晦暗，多汗、稍感紧张就大汗淋漓，记忆力、判断力下降，再次服用司可巴比妥后感觉舒服。讨论：①患者为什么会出现上述症状？②如何合理使用镇静催眠药？需要给予患者哪些用药指导？

（1）学生以小组为单位，根据用药案例，讨论分析。

（2）每小组推选 1 名学生代表发言，其他各级同学提问。

（3）教师点评、总结。

【结果与评价】

实训项目	结果	学生评价 （优、良、一般、差）	教师评价 （优、良、一般、差）	总评 （优、良、一般、差）
情景演练	演示效果及用药指导			
案例分析	用药合理性及分析			

实践 7-2　解热镇痛抗炎药用药护理

【实践目的】

1. 能通过用药案例分析，学会正确分析用药案例的方法。

2. 能合理使用解热镇痛抗炎药。

3. 能对患者做好用药指导。

【实践准备】

1. 临床用药案例　合理使用解热镇痛抗炎药录像片、解热镇痛抗炎药的有关的病例、阿司匹林等相关药品。

2. 环境　药物实训室、模拟病房。

【实践方法】

1. 情景演练　患者，女，37 岁。类风湿关节炎，需要长期服用水杨酸盐类药物治疗。

（1）角色扮演：学生分为若干组，由一位学生扮演患者，一位学生扮演护士模拟用药并进行用药指导。

（2）讨论与点评：学生分小组讨论推选一学生进行评价，最后教师总结点评。

2. 案例讨论　患者，女，42 岁。因患类风湿关节炎，遵医嘱用阿司匹林治疗 1 年，现患者出现食欲减退、胃部不适、消瘦乏力、贫血、损伤后不易止血。

讨论：①患者为什么会出现上述症状？②如何合理使用阿司匹林？需要给予患者哪些用药指导。

（1）学生以小组为单位，根据用药案例，讨论分析。

（2）每小组推选 1 名学生代表发言，其他各级同学提问。

（3）教师点评、总结。

【结果与评价】

实训项目	结果	学生评价 （优、良、一般、差）	教师评价 （优、良、一般、差）	总评 （优、良、一般、差）
情景演练	演示效果及用药指导			
案例分析	用药合理性及分析			

（李　舒）

第 *8* 章

利尿药与脱水药

> **学习要点**
> 1. 常用利尿药和脱水药的作用、应用及不良反应。
> 2. 利尿药的分类和用药护理。
> 3. 利尿药的作用机制。

第一节　利　尿　药

利尿药是一类作用于肾,增加水和电解质的排泄,使尿量增加的药物,临床常用于治疗水肿性疾病,也可用于治疗高血压、心力衰竭等。

一、利尿作用与利尿药分类

尿液的生成包括肾小球的滤过、肾小管和集合管重吸收及分泌三个环节。利尿药通过抑制肾小管和集合管对水和电解质的重吸收而发挥利尿作用。根据作用部位、效应强度可将利尿药分为三大类(图 8-1)。

1. 强效利尿药　主要作用于髓襻,干扰肾的浓缩和稀释功能,产生强大的利尿作用。常用药物有:呋塞米、布美他尼、托拉塞米、依他尼酸等。

2. 中效利尿药　主要作用于远曲小管近端,干扰肾的稀释功能,产生中等强度的利尿作用。常用药物有:氢氯噻嗪、苄氟噻嗪、吲达帕胺、氯噻酮等。

3. 低效利尿药　主要作用于远曲小管远端和集合管。常用药物有:螺内酯、氨苯蝶啶、阿米洛利、乙酰唑胺等。

二、高效利尿药

主要为呋塞米(速尿、呋喃苯胺酸)。

(一)作用

1. 利尿作用　抑制髓襻升支粗段髓质部和皮质部对 Na^+、Cl^- 的重吸收,可使尿中 Na^+、

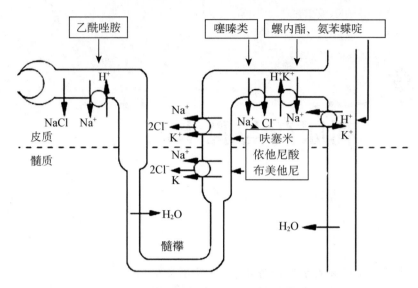

图 8-1　尿液的生成与利尿药的作用部位

K^+、Ca^{2+}、Mg^{2+}、Cl^-、HCO_3^- 排出增加。利尿作用迅速、强大而短暂。

2. 扩张肾血管　静脉注射能扩张肾血管和肺容量血管：①扩张肾血管,降低肾血管阻力,使肾血流量尤其是肾皮质深部血流量增加,保护受损的肾。②扩张肺容量血管,使回心血量减少,心室舒张末期压力降低,缓解心力衰竭症状。

(二) 应用

1. 严重水肿性疾病　可用于充血性心力衰竭、肝硬化、肾病等多种原因引起的严重水肿,包括心脏性水肿、肾性水肿、肝硬化腹水等。

2. 急性肺水肿和脑水肿　能扩张容量血管,减少回心血量,降低心脏负荷,迅速缓解心力衰竭症状,静脉注射呋塞米是治疗急性肺水肿的首选药。大量排尿,使血液浓缩,血浆渗透压升高有助于消除脑水肿,与甘露醇使用疗效更好。

3. 急性肾衰竭　用于各种原因导致的肾血流灌注不足而引起的肾衰竭。

4. 急性药物中毒　配合大量输液,使尿量增加,尽快排出体内毒物。

5. 高血压　当伴有肾功能不全或出现高血压危象时尤为适用。

(三) 不良反应

1. 水与电解质紊乱　引起低血钠、低血钾、低血钙,长期用药可发生低氯性碱中毒。以低血钾最常见,表现为口干、口渴、心律失常、肌肉酸痛、疲乏无力、恶心、呕吐等。应注意严密监测电解质,适当补钾。

2. 耳毒性　长期大剂量静脉注射,可以引起耳鸣、听力下降或耳聋。

3. 高尿酸血症　利尿使血容量减少,细胞外液浓缩,使尿酸经近曲小管重吸收增加,可诱发痛风。

重点提示

呋塞米引起的低钾可增强强心苷的毒性,所以两者合用时应补钾。

三、中效利尿药

中效能利尿药包括噻嗪类和氯噻酮。噻嗪类利尿药有氢氯噻嗪、环戊噻嗪、氢氟噻嗪等，其中以氢氯噻嗪最为常用。

(一)噻嗪类利尿药

主要为氢氯噻嗪(双氢克尿塞)。

1. 作用与应用

(1)利尿作用:抑制肾小管髓襻升支的皮质段和远曲小管的前段 Na^+、Cl^- 重吸收。利尿作用温和而持久。临床用于治疗各种类型水肿,包括充血性心力衰竭、肝硬化腹水、肾病综合征、急慢性肾炎水肿等。

(2)降压作用:有温和而确切的降压作用,对立位、卧位的收缩压、舒张压均可下降,也可增强其他降压药的降压作用。是临床常用的基础降压药,可单独或与其他降压药联合应用。

(3)抗利尿作用:能减少肾源性尿崩症的尿量。单独应用可治疗肾性尿崩症,与其他抗利尿剂联合用于中枢性尿崩症。

2. 不良反应

(1)水电解质紊乱:长期应用可引起低血钾、低血钠、低氯性碱中毒、高钙血症等,以低血钾最为常见,应注意补钾或与保钾利尿药合用。

(2)高尿酸血症:可使血中尿酸水平升高,诱发痛风。

(3)长期用药可引起血清总胆固醇及三酰甘油中度升高、低密度脂蛋白和极低密度脂蛋白升高、高密度脂蛋白降低。

糖尿病、痛风患者禁用。严重肝、肾损害者,高钙血症及老年人慎用。

(二)非噻嗪类

主要为吲达帕胺(寿比山)。作用与氢氯噻嗪相似,但比后者利尿作用强 10 倍。特点:在肾功能损害时大部分从胆汁排出体外,故无积聚作用。用于治疗高血压,对轻、中度原发性高血压效果良好,可单独服用,也可与其他降压药合用。

> **重点提示**
>
> 用药期间应定期检测血糖、尿素氮、尿酸、血压与血电解质。

四、低效利尿药

(一)螺内酯(安体舒通)

1. 作用与应用　螺内酯结构与醛固酮相似,为醛固酮的竞争性抑制药。药物作用于远曲小管和集合管,阻断 Na^+-K^+ 和 Na^+-H^+ 交换,产生保钾利尿作用。作用较慢,而维持时间较长。临床用于治疗醛固酮增多有关的顽固性水肿,如充血性心力衰竭水肿、肝硬化腹水、肾性水肿等水肿性疾病,其目的在于纠正上述疾病所伴发的继发性醛固酮分泌增多,并对抗其他利尿药的排钾作用。也用于特发性水肿的治疗。

2. 不良反应　可引起高血钾,用药期间必须密切随访血钾和心电图。肾功能不全和高血钾患者禁用。长期服用男性可致男性乳房发育、阳萎、性功能低下;女性可致乳房胀痛、声音变粗、毛发增多、月经失调等。

(二) 氨苯蝶啶

作用于远曲小管和集合管,抑制远曲小管和集合管对 Na^+ 的重吸收,增加 Na^+、Cl 排泄而产生保钾利尿作用。但本品不是醛固酮拮抗药。与其他利尿药如噻嗪类或螺内酯合用时,能显著增强利尿作用和减轻不良反应。临床上用于治疗心力衰竭、肝硬化和慢性肾炎等引起的顽固性水肿或腹水,亦用于对氢氯噻嗪或螺内酯无效的水肿。

长期应用可致高血钾,停药后症状可逐渐消失。严重肝、肾功能不全者,有高钾血症倾向者忌用。

重点提示

高效能利尿药、中效能利尿药能导致低血钾,为排钾利尿药;低效能利尿药为保钾利尿药,应用利尿药应注意检测电解质的变化,尤其是血钾变化。

(三) 乙酰唑胺

为碳酸酐酶抑制药,能使房水生成减少而降低眼内压,用于治疗青光眼。亦可用于治疗脑水肿和消化性溃疡病,能减少脑脊液的产生和抑制胃酸分泌。

常见的不良反应有四肢及面部麻木感、嗜睡等,偶见激动、口渴、头痛、运动失调、耳鸣及胃肠道症状。长期使用可致高氯血症性酸中毒、低钾血症。

第二节 脱 水 药

脱水药本身无药理活性,在体内不被代谢或代谢较慢,静脉注射能迅速提高血浆渗透压使组织脱水,同时易被肾小球滤过,在肾小管内不被重吸收,能提高肾小管内渗透压,产生渗透性利尿作用。常用药物有甘露醇、山梨醇、异山梨醇、高渗葡萄糖、甘油果糖等。

一、甘 露 醇

(一) 作用与应用

1. 脱水作用　20%的甘露醇静脉注射能迅速提高血浆渗透压,使组织脱水,减轻组织水肿。甘露醇能降低颅内压,是治疗脑水肿的首选药。青光眼患者急性发作或手术前短期内应用甘露醇,可降低眼内压。

重点提示

20%的甘露醇 250ml,20min 左右滴完。

2. 利尿作用　甘露醇能扩张肾血管,增加肾血流量,并可提高肾小管内液渗透压产生渗透性利尿作用。在肾衰竭少尿期及时应用甘露醇,通过其脱水作用,可减轻肾间质水肿;同时渗透性利尿效应可维持足够的尿量,稀释肾小管内有害物质,发挥保护肾小管的作用。临床可用于治疗急性肾衰竭。

(二)不良反应与注意事项

1. 水和电解质紊乱最为常见。快速大量静脉注射甘露醇可引起体内甘露醇积聚,血容量迅速大量增多,导致心力衰竭。

2. 静脉滴注速度过快,可致恶心、呕吐、头痛、眩晕、视物模糊、寒战、发热、心动过速、胸痛、尿潴留、脱水等。大剂量久用可引起肾小管损害及血尿。

3. 甘露醇外渗可致组织水肿、皮肤坏死。在注射部位有轻度疼痛,也可出现血栓性静脉炎。

4. 甘露醇遇冷易结晶,故应用前应仔细检查,如有结晶,可置热水中或用力振荡待结晶完全溶解后再使用。当甘露醇浓度高于15%时,应使用有过滤器的输液器。

5. 心功能不全及颅内活动性出血患者禁用。

二、山 梨 醇

山梨醇为甘露醇的同分异构体,作用和应用同甘露醇,但其水溶性较高,进入人体后部分在肝内转化为果糖,故作用较弱。

三、50%葡萄糖溶液

高渗葡萄糖也有脱水和渗透性利尿作用,但葡萄糖进入人体后可部分弥散在组织中,而且易被代谢,故作用弱而短暂,停药后可出现颅内压回升而引起反跳现象,临床可与甘露醇或山梨醇交替使用,治疗脑水肿。

讨论与思考

患者,男,30岁。1个月前,无明显诱因的出现眼睑水肿,并逐渐延及双下肢,上腹胀,食欲差,近1周水肿加重,尿量减少,24h尿量200ml,无肉眼血尿出现。体检:血压160/100mmHg,肺部听诊有小水泡音,心率每分钟99次,双下肢凹陷性水肿,腹软,考虑患者急性肾衰竭少尿期。针对患者出现的少尿及水肿情况可以选择的利尿药物有哪些?应用药物时应注意什么问题?

实践 8-1　利尿药的用药护理

【实践目的】

1. 通过案例分析,掌握不同利尿药的作用及特点。
2. 学会合理应用利尿药,避免不良反应的发生。
3. 能与患者及家属进行沟通,做好用药护理。

【实践材料】

1. 临床用药案例　与利尿药应用有关的病例、处方示例。
2. 药物　呋塞米注射液、地高辛片、氢氯噻嗪片。
3. 环境　药物实训室、模拟病房。

【实践方法】

1. 情景演练　患者,男,66岁。因高血压性心脏病引起急性肺水肿,出现呼吸困难(呈端坐呼吸)、咳嗽、咳大量粉红色泡沫样痰。医生拟用呋塞米注射液静脉注射治疗。

(1)角色扮演:学生分为若干组,由一位学生扮演患者,一位学生扮演护士模拟用药并进行用药指导。

(2)讨论与点评:学生分小组讨论,推选一位学生进行评价,最后教师总结点评。

2. 案例分析　患者,女,50岁。患风湿性心脏病二尖瓣狭窄7年,近日体力活动后心慌、气短、下肢水肿。诊断为充血性心力衰竭。处方如下:

地高辛片　　　　　0.25 mg　　　一日1次　　　口服
氢氯噻嗪片　　　　25mg　　　　　一日1次　　　口服

问题:①氢氯噻嗪用于治疗充血性心力衰竭的依据是什么? ②使用氢氯噻嗪如何观察疗效? ③联合使用地高辛和氢氯噻嗪时有哪些注意事项?

(1)学生以小组为单位,根据用药案例,讨论分析。

(2)每小组推选一位学生代表发言,其他各组同学提问。

(3)教师点评、总结。

【结果与评价】

实训项目	结果	学生评价 (优、良、一般、差)	教师评价 (优、良、一般、差)	总评 (优、良、一般、差)
情景演练	演示效果及用药指导			
案例分析	用药合理性及分析			

(张卫琴　符秀华)

第 9 章

心血管系统药

学习要点

1. 抗高血压药(卡托普利、氯沙坦、氢氯噻嗪、硝苯地平、普萘洛尔)抗心绞痛药(硝酸甘油)、抗心力衰竭药(强心苷)的作用、应用、不良反应和用药护理的要点。

2. 常用抗高血压药的分类及其代表药物。

3. 调血脂药的分类及其代表药。

4. 常用抗心律失常药的应用和用药护理的要点。

心脑血管病是目前我国发病率、致残率和死亡率最高的疾病,占全部死亡原因的 40% 左右,且近年来呈明显上升趋势。其中,又以高血压、冠状动脉粥样硬化性心脏病(冠心病)及心功能不全占主要比例,因此,掌握这些疾病的防治知识有着重要的现实意义,本章重点介绍这些疾病的防治用药。

第一节 抗高血压药

高血压是以体循环动脉压增高为特征的临床综合征,严重危害人类健康。早期可无明显症状,但在持续发展过程中可损害到心、脑、肾等器官。一般的非同日测量 3 次血压值收缩压 ≥140mmHg 和(或) ≥舒张压 90mmHg,即可诊断为高血压。

根据血压及主要脏器受累程度划分为 1 级(轻度)、2 级(中度)、3 级(重度)。其中 90% 以上高血压患者病因不明,称为原发性高血压,5% ~ 10% 的继发于肾或内分泌系统疾病等,称为继发性高血压。凡能降低动脉血压而用于治疗高血压的药物称为抗高血压药,又称降压药。

一、抗高血压药的分类

根据药物作用机制的不同,可分为五大类(表 9-1)。

表 9-1 抗高血压药的分类

分　类	常用药
1. 肾素-血管紧张素-醛固酮系统(RAAS)抑制药	
血管紧张素转化酶抑制药(ACEI)	卡托普利、依那普利
血管紧张素Ⅱ受体阻断药(ARB)	氯沙坦、厄贝沙坦
2. 钙拮抗药(CCB)	硝苯地平、氨氯地平
3. 利尿药	氢氯噻嗪、吲达帕胺
4. 交感神经抑制药	
中枢性降压药	可乐定
神经节阻断药	美卡拉明
去甲肾上腺素能神经末梢阻滞药	利舍平
肾上腺素受体阻断药	
α 受体阻断药	哌唑嗪
β 受体阻断药	普萘洛尔、阿替洛尔
α、β 受体阻断药	拉贝洛尔
5. 血管扩张药	
直接扩张血管药	硝普钠、肼屈嗪
钾通道开放药	米诺地尔

目前临床上常用的一线降压药有:RAAS 系统抑制药、β 受体阻断药、钙拮抗药、利尿药。其他降压药则较少单独应用,常与其他药物联合应用或组成复方使用。

二、常用抗高血压药

(一)肾素-血管紧张素-醛固酮系统抑制药

1. 血管紧张素转化酶抑制药(ACEI)　ACEI 是目前临床广泛应用的一线降压药,是高血压药物治疗的一大进步。该类药不仅具有良好的降压效果,对患有并发症的高血压亦有显著疗效。

ACEI 包括血管紧张素Ⅰ转化酶抑制药(ACEI)和血管紧张素Ⅱ受体阻断药两类,其降压机制(图 9-1)。

卡托普利为本类药物的代表药。

(1)作用:卡托普利是 ACEI 的代表药,其主要作用如下。

1)抑制血管紧张素Ⅰ转化酶阻止血管紧张素Ⅱ生成,使血管舒张,醛固酮分泌减少,阻止心肌肥大和血管重构,从而使血压下降。

2)保持缓激肽的活性,从而诱导一氧化氮、前列环素生成。

3)保护血管内皮细胞和心肌细胞,故能抗动脉粥样硬化和抗心肌缺血。

4)增敏胰岛素受体,对糖尿病和高血压患者可增加其对胰岛素的敏感性。

(2)应用

1)治疗各种类型高血压,特别是常规疗法无效的严重高血压。对伴有糖尿病、糖尿病性肾病、左心室肥厚或心力衰竭的高血压患者,多为首选药。

2)治疗充血性心力衰竭,是有效而安全的药物之一,也用于心肌梗死早期。

(3)不良反应:不良反应主要是刺激性干咳,发生率为 10% ~ 20% ,可能与体内缓激肽增多

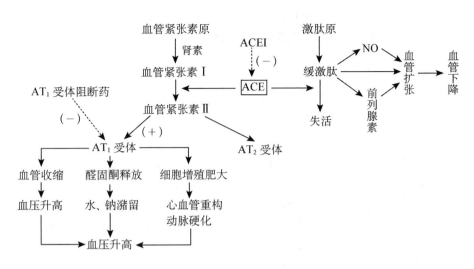

图 9-1　ACEI 和 AT₁ 受体阻断药降压作用

有关,停用后可消失;血管神经性水肿则是该类药少见而严重的不良反应。其次哌唑嗪用于降压后可出现首剂现象,皮疹、味觉异常、血肌酐增加、高钾血症、致畸等。

> **重点提示**
>
> 　顽固性干咳往往是患者停用本类药的主要原因。血管神经性水肿虽少见但可威胁生命,故使用 ACEI 曾出现神经性水肿患者禁用本药。

　　临床常用的 ACEI 还有依那普利、赖诺普利、贝那普利等,均为长效型,每日只需服药 1 次。

　　2. 血管紧张素Ⅱ受体阻断药(ARB)　　ARB 为新型的一线降压药。血管紧张素Ⅱ受体(AT)目前发现有四种亚型,即 AT₁、AT₂、AT₃ 和 AT₄,其中 AT₁ 受体激动时,心肌收缩力增强,血管收缩,血压升高。其他受体的功能及意义尚未完全清楚。故 AT₁ 受体阻断药为目前治疗高血压主要药物。

　　氯沙坦是第一个 AT₁ 受体阻断药的代表药。可选择性阻断 AT₁ 受体而致血压降低。由于该药不影响缓激肽降解,因此无干咳、血管神经性水肿等不良反应。其他特点与禁忌证与 ACEI 相似,特别适用于 ACEI 发生干咳而不能耐受的高血压合并糖尿病的患者;其在高血压病、心力衰竭、心肌梗死、肾病、糖尿病的防治中有广泛的应用前景,并且在应用中不断发现新的临床用途。

　　本类药物还有厄贝沙坦、缬沙坦、坎替沙坦、替米沙坦等。其中替米沙坦作用强大、小剂量维持时间长,为目前这类药中最优者。

　　(二)肾上腺素受体阻断药

　　1. α 受体阻断药——哌唑嗪　　本药为选择性 α₁ 受体阻断药的代表药物。其降压机制主要是选择性阻断 α₁ 受体,使小动脉和小静脉舒张。降压时不引起心率加快,对代谢无明显不良影响。降压特点:平稳、起效慢,降压作用持续时间较短。

适用于1、2级高血压及肾性高血压。主要不良反应有首剂现象(初次用药出现直立性低血压、心悸和眩晕等),一些患者用药后出现水钠潴留。

重点提示

首剂现象为该类药物常见的不良反应,医护人员要提示并解释药物可能会出现的不良反应,并注意采取必要的防治措施。

2. β受体阻断药 其主要作用是阻断β受体,减少心排血量、减少肾素分泌、抑制交感神经系统活性从而发挥降压作用。不同的β受体阻断药降压作用持续时间不同。

(1)普萘洛尔(心得安):普萘洛尔为非选择性β受体阻断药。

1)作用:通过多种机制产生降压作用,可减少心排血量、抑制肾素释放、抑制交感神经活性、促进前列环素的合成等,故使收缩压和舒张压均下降。降压特点:作用缓慢、温和持久,长期应用无明显耐受性,不引起水钠潴留和直立性低血压。

2)应用:适用于不同程度高血压患者,主要用于1、2级高血压,对心排血量偏高或肾素活性增高以及伴有冠心病、脑血管病的高血压患者更为适宜,尤其是心率较快的中、青年患者或合并心绞痛和慢性心力衰竭者,对老年高血压疗效相对较差。

【不良反应】 长期使用突然停药可出现反跳现象。β受体阻断药对心肌收缩力、窦房结及房室结均有抑制作用,出现心动过缓;同时抑制儿茶酚胺的糖原分解,增加降糖作用而掩盖低血糖,故合并糖尿病的患者不宜选用。急性心力衰竭、病态窦房结综合征、房室传导阻滞、有哮喘病史者禁用。

重点提示

有哮喘病史者服用本类药物易诱发或加重支气管哮喘。切忌突然停用,否则会诱发心绞痛、严重心律失常或猝死于心肌梗死。

(2)美托洛尔:美托洛尔为选择性β₁受体阻断药。

作用与应用:其降压机制与普萘洛尔相似,但对心脏的β₁受体作用强于在血管和支气管上的β₂受体。临床适用于各级高血压。

美托洛尔和阿替洛尔为长效β受体阻断药(每日只需服药1次),可选择性阻断心脏β₁受体,对支气管及血管的β₂受体影响较小,故不良反应较普萘洛尔少。

3. α、β受体阻断药——拉贝洛尔 为α、β受体阻断药。对α、β受体皆有阻断作用,但对β受体作用强,对α₁受体较弱,对β₁、β₂受体作用强度相似,对α₂受体无作用。适用于各级高血压。静脉注射治疗高血压急症、嗜铬细胞瘤。大剂量易引起直立性低血压。支气管哮喘患者禁用。

(三)钙拮抗药(CCB)

CCB主要通过选择性阻滞钙通道,阻止细胞外Ca^{2+}内流,使细胞内Ca^{2+}浓度下降,血管舒张,血压下降。

本类药物代表药为硝苯地平(心痛定)。

1. 作用 可使细胞内Ca^{2+}浓度降低而致血管舒张,血压下降;而血管扩张可引起心率反射性加快。其降压特点是作用快、持续时间短、对正常血压无明显影响。

2. 应用　适用于各级高血压，可与其他降压药联合应用，尤其适用于老年高血压、伴有糖尿病、心绞痛、高脂血症、肾疾病、哮喘性高血压。

3. 不良反应　初期可出现颜面潮红、头痛、眩晕、心悸，长期服用出现胫前、踝部水肿。妊娠期妇女和哺乳期妇女禁用。

重点提示

硝苯地平短效制剂造成血压波动较大，并可加重心肌缺血，故目前推介使用控释片或缓释片。

临床常用的有硝苯地平、氨氯地平、尼群地平等。其中氨氯地平对血管的选择性高，降压作用缓和、持久而平稳，不良反应发生率低。

（四）利尿药

利尿药为临床常用降压药，包括高效（襻利尿药）、中效（噻嗪类）、低效（保钾利尿药）3类，其中以噻嗪类中的氢氯噻嗪应用最广，为基础降压药。

1. 作用　初期降压机制是排钠利尿，使细胞外液和血容量减少而降压；长期应用则因排钠而使动脉壁细胞内 Na^+ 含量降低，影响到 Na^+-Ca^{2+} 交换，导致细胞内 Ca^{2+} 含量降低，从而使血管平滑肌反应性降低，血管扩张，血压下降。降压特点：起效较平稳、缓慢，持续时间相对较长，作用持久。

2. 应用　临床上单独用于治疗轻度高血压，也是治疗高血压的基础药物，与其他降压药联合应用，以拮抗其他降压药引起的水钠潴留，尤其 ACEI 或 ARB 合用可显著增加降压作用。对单纯收缩期高血压、盐敏感性高血压、更年期女性、合并肥胖、合并心力衰竭和老年人降压反应较好。

3. 不良反应　主要是低钾血症，并影响血脂、血糖、血尿酸代谢，往往发生在大剂量时，因此推荐使用小剂量。其他还有乏力、尿量增多等，痛风患者禁用。

襻利尿药主要用于合并肾功能不全的高血压患者。

保钾利尿药可引起高血钾，不宜与 ACEI、ARB 合用，肾功能不全者禁用。

吲达帕胺为非噻嗪类，除了能增加水钠排出而降压外，还可拮抗 Ca^{2+}，具有双重作用。主要作为噻嗪类利尿药的替代药，用于伴有高脂血症的高血压患者。

（五）其他抗高血压药

1. 交感神经抑制药

（1）中枢性降压药可乐定：适用于治疗 1、2 级高血压、特别是其他药物无效时应用本药效果较好。与利尿药合用有协同作用，可用于治疗 3 级高血压。临床上与其他降压药制成复方制剂，用来治疗 2 级高血压，对伴消化溃疡病的患者尤为适宜。同时本药能降低眼内压，可用于治疗开角型青光眼。对预防偏头痛亦有效。

（2）神经节阻断药——美卡拉明：本类药物曾广泛用于治疗高血压，但不良反应多，降压作用过快过强，现仅用于一些特殊情况，如高血压危象、外科手术中控制性降压等。

（3）去甲肾上腺素能神经末梢阻滞药——利舍平：利舍平干扰去甲肾上腺素神经末梢内囊泡对递质的再摄取、合成与贮存，使递质被耗竭，无法正常释放递质，交感神经功能减弱，外周血管扩张,心率减慢,血压下降。降压作用缓慢、温和、持久。

不良反应较多,长期应用可致抑郁、消化溃疡等,故很少单独应用。常与其他药物组成复方制剂,如复方降压片(由利舍平、氢氯噻嗪、氨苯蝶啶、肼屈嗪组成),治疗 1 级、2 级高血压。帕金森病、溃疡病及精神抑郁患者禁用。

2. 血管扩张药

(1)直接扩张血管药

1)硝普钠:硝普钠静脉滴注可直接扩张小动脉和小静脉,降压作用快而强,维持时间短,主要用于高血压急症(如恶性高血压、高血压危象、高血压脑病、嗜铬细胞瘤手术前后的阵发性高血压等)的紧急降压和高血压合并心力衰竭。

2)肼屈嗪:本药适用于中度高血压,极少单用,多在复方制剂中使用。口服吸收好,给药 1~2h 作用达峰值,维持约 6h。其不良反应有头痛、鼻充血、心悸、腹泻等。较严重时表现为心肌缺血和心力衰竭。大剂量使用时可引起全身性红斑狼疮样综合征。

(2)钾通道开放药——米诺地尔:常与利尿药、β 受体阻断药合用纠正钠水潴留,治疗顽固性高血压和肾性高血压。

三、抗高血压药用药护理

1. 进行高血压宣教:要广泛宣教有关高血压病的知识,合理安排生活,注意劳逸结合,定期测量血压。向患者或家属说明高血压病需坚持长期规则治疗和保健护理的重要性,保持血压接近正常水平,防止对脏器的进一步损害。

2. ACEI 与 ARB 用药护理近似,给药前,应询问患者有无过敏病史,过敏体质者禁用 ACEI;给药时,从小剂量开始避免发生不良反应;给药后,一旦发生血管神经性水肿应立即停药,并给予 0.1% 肾上腺素 0.3~0.5mg 皮下注射;定期检查肾功能,血清肌酐升高的应停药;使用 ACEI 发生刺激性干咳可换用 ARB。

3. β 受体阻断给药前,应详细询问患者是否有哮喘等呼吸系统疾病史,对有哮喘病史者禁用;给药时,告诫患者,不得擅自增减和撤换药物,减量过快或突然停药可引起血压反跳;给药后,在剂量调整过程中,如果血压增高或病情异常应及时就诊。

4. CCB 目前多推荐使用缓释或控释制剂类,以减轻迅速降压出现的不适。给药前,告知患者此类剂型药物不可掰片或拆开胶囊服用,须整片吞服,不得嚼碎;给药时,易出现直立性低血压,注意防护;给药后,注意观察不良反应,有部分患者会出现胫前及踝部凹陷性水肿,停药或夜间卧床休息后可消失。

5. 利尿药,尤其是排钾类利尿给药前,要询问有无糖尿病、痛风、高血脂病史;给药时,定期查电解质,避免低钾血症的发生;给药后,若出现低血钾症,应补钾,多吃富含钾食物。

6. 硝普钠给药前,注意临用临配,且在配制 4h 内使用;给药时,滴注宜严格避光,溶液变色应停用,根据血压准确控制滴速[一般按 $3\mu g/(kg \cdot min)$ 静脉滴注],严密监测血压、脉搏、呼吸、尿量等;给药后,长期(72h 以上)大剂量使用,应测血浆氰化物浓度。

7. 应告诉患者,降压药尽量选用长效制剂,如口服控释片或缓释片(每天只需给药 1 次),遵医嘱按时服药,以达到平稳降压,避免由于血压不稳定造成靶器官损伤;同时注意使用剂量,用药一般从小剂量开始。

8. 对服用后可致直立性低血压的降压药(如氯沙坦、拉贝洛尔、哌唑嗪等),应指导患者在改变体位时,动作要缓慢,如出现头晕、眼花、恶心、眩晕时立即平卧。

9. 联合用药可增强疗效、减少副作用。如钙拮抗药+β 受体阻断药,钙拮抗药+ ACEI 或 AT₁受体阻断药,利尿药+钙拮抗药。

讨论与思考

患者,男,50 岁,肥胖,吸烟 20 年,正接受抗高血压药治疗。今天起床时晕倒,片刻后即清醒。请问:①患者晕倒的原因最可能的是什么? ②为避免晕倒如何做好用药护理?

第二节　抗心力衰竭药

心力衰竭(HF)是由多种因素引起心脏损害导致心功能不全的一种临床综合征。主要表现有呼吸困难、体力活动受限及体液潴留。心功能不全是个广泛的概念,伴有临床症状的心功能不全称之为心力衰竭(简称心衰)。一般的按其发病程度,分为慢性心力衰竭(CHF)和急性心力衰竭(AHF)。抗心力衰竭药主要有六大类(表 9-2)。

表 9-2　抗心力衰竭药分类

药物分类	常用药
1. 肾素-血管紧张素-醛固酮系统(RAAS)抑制药	
血管紧张素转化酶抑制药(ACEI)	卡托普利、依那普利等
血管紧张素 Ⅱ 受体阻断药(AT₁受体阻断药)	氯沙坦等
醛固酮拮抗药	螺内酯等
2. 利尿药	呋塞米、氢氯噻嗪等
3. β 受体阻断药	卡维地洛等
4. 正性肌力药	
强心苷类药	地高辛、毛花苷 C 等
非苷正性肌力类药	米力农等
5. 扩张血管药	硝酸异山梨酯、肼屈嗪等
6. 钙增敏药及钙通道阻滞药	左西孟旦

一、强心苷类

强心苷(又叫洋地黄)是一类能增强心肌收缩力的苷类药物,临床常用的有地高辛、毛花苷丙、毒毛花苷 K 等(表 9-3)。其中口服以地高辛、注射以毛花苷 C 较为常用。

表 9-3　常用强心苷的分类及特点

分类	药　物	给药方法	消除方式	显效时间	高峰时间	持续时间
慢效	洋地黄毒苷	口服	肝代谢	4h	8~12h	4~7d
中效	地高辛	口服	肾排泄	1~2h	4~6h	1~2d
速效	毛花苷 C	静脉注射	肾排泄	5~30min	1~2h	2~4d
	毒毛花苷 K	静脉注射	肾排泄	5~15min	1~2h	1~4d

(一)作用

1. 正性肌力作用(增强心肌收缩力)　这是强心苷治疗心力衰竭的主要作用,也是其他作用的基础。其能选择性地作用于心脏,直接增强心肌收缩力,对衰竭心脏的作用显著并有以下特点。

(1)加强心肌收缩速度:收缩期缩短,舒张期延长,使衰竭心脏得以充分休息,冠状动脉供血增加,改善心功能。

(2)增加心排血量:由于心肌收缩力增加,心排血量增加,交感神经活性反射性降低,外周血管扩张,阻力下降,维持了心排血量的增加。

(3)减少心肌耗氧量:强心苷增强心肌收缩力而使心肌耗氧量增加,但由于心排血量增加使室壁张力下降,反射性兴奋迷走神经使心率减慢、外周阻力降低,心脏总耗氧量减少。

重点提示

治疗量的强心苷能适度抑制心肌细胞膜 Na^+-K^+-ATP 酶,导致钠泵失灵,Na^+-K^+ 交换减少,Na^+-Ca^{2+} 交换增多,细胞内 K^+ 减少,Ca^{2+} 增加,使心肌收缩力加强,故强心苷禁与钙剂合用。过量的强心苷则过度抑制 Na^+-K^+-ATP 酶,使心肌细胞缺 K^+ 而发生心律失常。

2. 负性频率作用(减慢心率)　强心苷通过加强心肌收缩力,增加心排血量,刺激颈动脉窦和主动脉弓压力感受器,反射性兴奋迷走神经,交感神经活性下降,心率减慢。

3. 负性传导作用(减慢传导)　强心苷在治疗量时能反射性兴奋迷走神经,降低窦房结自律性,减慢房室传导。

(二)应用

1. 治疗心力衰竭　强心苷是治疗急、慢性心力衰竭最常用的药物,其疗效因病因不同而有较大差异。对伴有心房颤动或心室率快的心力衰竭疗效最佳;对瓣膜病、风湿性心脏病、高血压性心脏病、冠心病、先天性心脏病等引起的心力衰竭疗效佳;对甲状腺功能亢进、严重贫血等所致的心力衰竭疗效差,对肺源性心脏病、活动性心肌炎等所致的心力衰竭,效差且易发生毒性反应。

2. 治疗某些心律失常

(1)心房颤动:减慢房室传导,降低心室率,增加心排血量,改善循环障碍。

(2)心房扑动:能缩短心房有效不应期,使心房扑动转为颤动,然后再发挥治疗心房颤动的作用。

(3)阵发性室上性心动过速:能兴奋迷走神经,降低心房兴奋性而终止其发作。

(三)不良反应

由于安全范围小,治疗量与中毒量接近,易发生毒性反应。其毒性反应包括以下几种。

1. 胃肠反应　是最常见早期的中毒症状。表现为畏食、恶心、呕吐、腹泻等。

2. 心脏反应　为本药最严重的毒性反应表现。可出现各种心律失常,其中以室性期前收缩(早搏)最多见,严重时可发生室性心动过速甚至心室颤动;也可发生窦性心动过缓、房室传导阻滞。

3. 神经系统反应　是本药中毒的特异性指征。其中最典型表现为黄视症、绿视症等视觉障碍,也可出现眩晕、头痛、失眠、疲倦、谵忘等。一旦出现立即停药。

低血钾、房室传导阻滞、心动过缓、室性心动过速、肥厚性梗阻型心肌病、急性心肌梗死24h 内禁用强心苷。强心苷中毒或过量者为绝对禁忌证。

> **重点提示**
>
> 　当有高血钙,低血钾,低血镁,心肌损害,严重缺氧,肾衰竭,酸中毒,年老等因素存在时,易诱发强心苷中毒。

(四) 用药护理

1. 强心苷中毒的防治措施

(1)预防:给药前,详细询问用药史,观察其症状、监测心电图及心律变化、电解质;给药时,密切观察患者,若出现不良反应,患者脉搏或心率每分钟<60 次或每分钟>100 次或节律不规则应暂停给药并通知医师;给药后,注意中毒先兆症状,一旦出现立即停药,准备抢救。

(2)治疗:对于快速型心律失常,酌情补充氯化钾,应用苯妥英钠(首选药)或利多卡因纠正救治;对缓慢型心律失常,可使用阿托品治疗,必要时安置临时起搏器。强心苷中毒引起的各种心律失常均可用地高辛 Fab 抗体片段治疗。

2. 注意配伍用药　应避免与钙剂、肾上腺素激动药同时应用,均可诱发心脏毒性,不宜合用。

3. 严格输液速度　严格遵医嘱给药,控制滴速;静脉给药时务必稀释后缓慢静注,用药后应严密观察患者。必要时监测血药浓度,血浆地高辛浓度>3ng/ml,并有相应的症状和体征时,可以判定为中毒。

4. 饮食护理　应指导患者控制食盐摄入,多吃含钾丰富的食物;多吃蔬菜和水果,以防便秘。

【给药方法】

1. 传统给药法　先在短期内给予发挥最大强心作用的剂量(称洋地黄化量),然后每日给予一定的维持量。此法起效快,但中毒发生率高,现已少用。主要用于治疗急症。

2. 维持量给药法　对病情不急的患者,主张地高辛每日按维持量给药,经过 4~5 个半衰期达到稳态血药浓度后即可发挥治疗作用,此法起效虽慢,但中毒发生率较低。

二、其他抗心力衰竭药

(一) 肾素-血管紧张素-醛固酮系统(RAAS)抑制药

ACEI 和 AT$_1$ 阻断药通过降低肾素-血管紧张素-醛固酮系统的活性,扩张血管,减轻心脏负荷,改善血流动力学;ACEI、AT$_1$ 受体阻断药和抗醛固酮药均能防止和逆转充血性心力衰竭时的心肌重构,改善心功能,缓解或消除心力衰竭的症状。

ACEI 可作为一线药物广泛用于治疗心力衰竭;AT$_1$ 受体阻断药通常作为替代药,用于对ACEI 不能耐受者;抗醛固酮药螺内酯单用时作用弱,与 ACEI 合用时则效果较佳。

(二) 利尿药

利尿药通过促进 Na$^+$ 和水的排出,能减轻心脏的负荷,有利于改善充血性心力衰竭患者的心功能。利尿药首选的是噻嗪类,在应用时均应注意补钾或与保钾利尿药螺内酯合用。

(三)扩张血管药

本类药通过扩张血管,减轻心脏的前、后负荷,从而迅速改善充血性心力衰竭的症状。常用硝酸酯类中的硝酸异山梨酯及硝酸甘油、肼屈嗪等。

重点提示

应用血管扩张药应使血压维持在 $90 \sim 100/50 \sim 60$ mmHg,如果血压过低会引起冠状动脉灌注压下降而致心肌供血不足。

(四)β 受体阻断药

卡维地洛、美托洛尔、比索洛尔等已被推荐作为治疗充血性心力衰竭的常规用药,是因其具有拮抗交感活性,逆转充血性心力衰竭时的心肌重构,改善心功能和心肌缺血状态,并有抗心律失常作用。卡维地洛还有阻断 α_1 受体、抗氧化等作用,长期应用可降低死亡率。

主要用于扩张型心肌病、冠心病心绞痛伴充血性心力衰竭,风湿性心脏病伴充血性心力衰竭、交感神经亢进者。通常在使用 $2 \sim 3$ 个月后心功能才有改善,长期应用能阻止疾病的进展。

(五)非强心苷类正性肌力药

1. **β 受体激动药** 常用多巴酚丁胺,选择性激动心脏 β_1 受体,对 β_2 受体及 α_1 受体作用较弱。适用于急性心肌梗死伴心力衰竭以及用强心苷疗效不佳的严重左心室功能不全的患者。

2. **磷酸二酯酶抑制药** 常用的有米力农、氨力农等,能抑制磷酸二酯酶,提高心肌细胞和血管平滑肌细胞 cAMP 浓度,产生增强心肌收缩力和扩张周围血管的作用,仅限于严重的充血性心力衰竭患者短期使用。

讨论与思考

患者,女,45 岁,患风湿性心脏病心力衰竭,应用地高辛和氢氯噻嗪治疗期间,出现畏食、恶心,心电图显示频发室性期前收缩。诊断为强心苷中毒。请问:①强心苷中毒主要有哪些表现?如何识别强心苷中毒的先兆症状? ②对强心苷中毒者,应当采取什么治疗措施?

第三节　抗心绞痛药

1979 年世界卫生组织,根据病理解剖和病理生理的不同及冠心病不同临床表现,将冠心病分为五型:①隐匿型或无症状型冠心病;②心绞痛;③心肌梗死;④缺血性心肌病;⑤猝死。其中心绞痛是由于冠状动脉供血不足和(或)心肌的耗氧量骤增,引起的心肌急剧、暂时性的缺血、缺氧的临床综合征。按其发病特点,分为 3 种类型:①稳定型心绞痛:一般不发作,多在体力活动过度或情绪波动导致心肌耗氧量增加时诱发。②不稳定型心绞痛:在体力活动或休息时均可发作。③变异型心绞痛:可无明显诱因,常发于休息或梦醒时,其发病机制为冠状动脉痉挛。

药物治疗心绞痛的基本原则是降低心肌耗氧量、改善心肌供血供氧。临床常用的抗心绞痛药有:硝酸酯类、β 受体阻断药、钙拮抗药等。

一、硝酸酯类

硝酸酯类是最有效、作用最快的终止心绞痛发作的药物,常用的有硝酸甘油、硝酸异山梨酯、单硝酸异山梨酯和戊四硝酯,其中以硝酸甘油最常用。

(一)作用

硝酸甘油的基本作用是松弛平滑肌,尤其对血管平滑肌的作用最显著,同时作用于血小板,有抑制血小板凝聚的作用。

1. 扩张静脉和动脉,降低心脏前负荷和后负荷,使心肌耗氧量减少。

2. 扩张冠状动脉,增加缺血区的血液供应,尤其在动脉痉挛时更为明显。对阻力血管舒张较弱。

3. 扩张心外血管,使左心室充盈压降低,改善心内膜供血。

(二)应用

1. 治疗和预防各型心绞痛　舌下含服硝酸甘油片剂,作为治疗各型心绞痛首选药,特别是对稳定型心绞痛作用最明显,通常 1~2min 后开始起效;外用硝酸甘油长效制剂,如控释口颊片、缓释透膜片或软膏,用于预防心绞痛发作。

2. 治疗高血压急症　静脉滴注硝酸甘油对异常增高的高血压具有迅速降压效果,尤以收缩压为主,且无明显不良反应。

3. 治疗急性心肌梗死　静脉滴注硝酸甘油,可降低心肌耗氧,同时有抑制血小板凝聚,防止血栓形成,缩小心肌梗死范围。

4. 辅助治疗心力衰竭　通过扩张血管,降低心脏负荷而改善心力衰竭症状。

(三)不良反应

1. 血管扩张　为硝酸甘油常见不良反应,可出现面颈潮红、搏动性头痛、头晕、头胀、心悸、眼压升高、直立性低血压甚至晕厥等。青光眼、颅内高压患者禁用。

2. 高铁血红蛋白血症　剂量过大或连续应用会产生,表现为发绀、呕吐等。

3. 耐受性　长期用药出现耐受现象,停药 1~2 周后恢复,故间歇用药为佳。

> **重点提示**
>
> 反复或连续使用硝酸甘油要限制用量,否则会因血压过度降低而加重心、脑、肾等重要脏器缺血。

二、β 受体阻断药

常用的有普萘洛尔、阿替洛尔、美托洛尔等。

1. 作用　其抗心绞痛作用机制是:①阻断 β 受体,使心肌收缩力减弱,心率减慢,心肌耗氧量减少。②阻断 β 受体使非缺血区血管收缩,血液更多地流向缺血区;心率减慢,心舒张期延长,心肌血液灌流时间得以延长,故能增加心肌缺血区血液供应。

2. 应用　临床用于稳定型心绞痛,对硝酸酯类不敏感或效差、伴有高血压及心律失常患者尤为适用。对心肌梗死患者能缩小梗死范围。因同时阻断 β$_2$ 受体使冠状血管收缩,故变异型心绞痛不宜应用本类药。

心绞痛伴外周血管痉挛性疾病、支气管哮喘、慢性阻塞性肺病、糖尿病、高脂血症者不宜使用β受体阻断药。

重点提示

　　稳定型心绞痛应首选硝酸酯类和β受体阻断药,临床常将两类药合用,即可在疗效上发挥协同作用,又可互补缺点。

三、钙拮抗药

临床常用硝苯地平、非洛地平、氨氯地平、维拉帕米、地尔硫䓬等。

1. 作用　其抗心绞痛作用是通过:①抑制 Ca^{2+} 内流,从而使心肌收缩力减弱,心率减慢,血管扩张,血压降低,心脏负荷减轻,心肌耗氧量下降。②扩张冠状血管,解除冠状动脉痉挛,增加侧支循环,增加缺血区血流量。③减轻心肌缺血时由于 Ca^{2+} 超负荷导致的细胞损伤,保护缺血的心肌细胞。④降低血小板内 Ca^{2+} 浓度,抑制血小板黏附和聚集。

2. 应用　适用于各型心绞痛的治疗,尤以变异型心绞痛最为适用,因钙拮抗药能扩张外周血管和支气管,适用于心肌缺血伴外周血管痉挛性疾病或支气管哮喘。

重点提示

　　①变异性心绞痛应首选硝苯地平缓释片;②作用缓慢的硝酸酯类,β受体阻断药,钙拮抗药在与心绞痛发作上有较好的疗效,可预防猝死。

四、抗心绞痛药用药护理

1. 抗心绞痛药剂量的选择,应遵循个体化原则,从小剂量开始,逐步摸索出最佳用药剂量,以减少副作用。

2. 嘱患者随身携带硝酸甘油备用。使用时宜舌下含服或嚼碎后含服,应在舌下保留一些唾液,以利药物迅速溶解而吸收。初次用药可先含半片,如病情需要,隔5min后可再次含服1片。如果连续使用3次后仍无明显效果,应立即送患者到医院救治。

3. 含服硝酸甘油后应取坐位或半卧位,以防直立性低血压发生。注意观察有无血管扩张反应,一般用药数天后该反应可自行减轻。如患者不能耐受应在医师指导下减量或换药。

4. 硝酸甘油的贮存,应存放在棕色玻璃瓶内密闭保存。如含服时无辣涩、头胀、面红表现,说明已失效,应及时更换。

5. 心绞痛常在饱餐后发作,应指导患者,饮食上宜少量多餐,戒烟限酒;保持情绪稳定,控制劳动强度,保持大便通畅。

讨论与思考

患者男,51岁,有高血压和冠心病史15年,近日因事务繁忙,晚餐招待外商,用餐中突然感到胸前区闷痛、大汗、有濒死感,急送医院就诊。医师诊断为心绞痛,给予硝酸甘油治疗。请问:①硝酸甘油为什么能缓解心绞痛? ②患者应如何保存和使用硝酸甘油? ③应如何指导患者减少心绞痛发作?

第四节　调血脂药

动脉粥样硬化是引起冠心病、脑卒中等心脑血管栓塞性疾病的主要病理学基础,与脂质代谢紊乱、血脂过高有关。

血脂在血液中是以脂蛋白的形式存在,脂蛋白可分为乳糜微粒(CM)、极低密度脂蛋白(VLDL)、低密度脂蛋白(LDL)、中间密度脂蛋白(IDL)和高密度脂蛋白(HDL)。高脂血症分为 6 型(表 9-4)。

表 9-4　高脂血症分类

类型	升高的脂蛋白	总胆固醇(TC)	三酰甘油(TG)	发生率
I	CM	↑	↑↑↑	罕见
IIa	LDL	↑↑		常见
IIb	VLDL、LDL	↑↑	↓↓	最常见
III	LDL	↑↑	↑↑	少见
IV	VLDL	↑↑		常见
V	CM、VLDL	↑	↑↑↑	少见

脂蛋白升高(除 HDL 外)可促进动脉粥样硬化病变的形成和发展。治疗动脉粥样硬化的药物有调血脂药、抗氧化药、多烯脂肪酸、黏多糖和多糖类等,这里主要介绍调血脂药。调血脂药根据其主要作用分为两大类。

1. 降低 TC 和 LDL 的药物　主要有他汀类和胆汁酸结合树脂等。
2. 降低 TG 和 VLDL 的药物　有贝特类和烟酸类。

一、常用调血脂药

见表 9-5。

表 9-5　常用调血脂药的作用及应用

类　别	药　物	主要作用	应　用
1. 他汀类	洛伐他汀	降低 LDL-C 明显,其次为 TC	IIa、IIb、III 型高脂蛋白血症和继发性高胆固醇血症
2. 胆汁酸结合树脂	考来烯胺	主要降低 LDL-C 和 TC	IIa 型高脂蛋白血症
3. 贝特类	吉非贝齐	降低 TG 和 VLDL,升高 HDL	IIb、III、IV 型高脂蛋白血症
4. 烟酸类	烟酸	降低 TG 和 VLDL,升高 HDL,降低脂蛋白(a)	各型高脂血症,其中对 IIb 和 IV 型疗效最好

二、调血脂药用药护理

1. 在使用他汀类药物时,应告知患者可能会有肌病的危险,严重者可发展成为横纹肌溶解痉,如有原因不明的肌痛或无力时要及时报告医护人员。

2. 使用他汀类、烟酸期间,嘱患者定期检查肝功能。

第五节　抗心律失常药

心律失常是指心动频率和(或)节律异常,按其发生时心率的快慢可分为快速型和缓慢型心律失常。后者可用阿托品、异丙肾上腺素等药物治疗。本节所述的是主要用于治疗快速型心律失常的药物。

一、抗心律失常药的分类

根据药物对心肌电生理的作用,将抗心律失常药分为四大类。

Ⅰ类:钠通道阻滞药

Ⅰa类:适度阻滞钠通道并抑制 K⁺外流,主要有奎尼丁、普鲁卡因胺。

Ⅰb类:轻度阻滞钠通道,促进 K⁺外流,主要有利多卡因、苯妥英钠、美西律。

Ⅰc类:明显阻滞钠通道,主要有普罗帕酮。

Ⅱ类:β 受体阻断药,主要有普萘洛尔、美托洛尔、阿替洛尔等。

Ⅲ类:延长动作电位时程药,主要有胺碘酮。

Ⅳ类:钙拮抗药,主要有维拉帕米、地尔硫䓬等。

二、常用抗心律失常药

心律失常药主要通过不同的方式纠正心肌电生理紊乱、降低心肌自律性,改变传导速度,延长有效不应期等使心动频率或节律恢复正常。常用抗心律失常药的作用与应用(表9-6)。

表 9-6　常用抗心律失常药的作用与应用

类别	药物	应用
Ⅰ类		
Ⅰa	奎尼丁 普鲁卡因胺	为广谱抗心律失常药。主要用于治疗各类快速型心律失常治疗
Ⅰb	利多卡因 苯妥英钠	室性心律失常的首选药,室性期前收缩、室性心动过速、心室颤动 强心苷中毒引起的室性心律失常的首选药,其他室性心律失常
Ⅰc	美西律 普罗帕酮	室性心律失常尤为心肌梗死后急性室性心律失常 室上性和室性期前收缩、室上性和室性心动过速、心房颤动
Ⅱ类	普萘洛尔 美托洛尔	窦性心动过速、心房颤动、心房扑动、阵发性室上性心动过速
Ⅲ类	胺碘酮	为广谱抗心律失常药,治疗各种室上性和室性心律失常
Ⅳ类	维拉帕米	室上性心动过速的首选药
其他	腺苷	阵发性室上性心动过速

三、抗心律失常药用药护理

1. 使用抗心律失常药前须测血压和心率。用药(尤为奎尼丁、利多卡因)期间也应经常监测血压、心率和心电图,如果血压明显下降、心率减慢或过快,心电图出现 Q-T 间期延长,或心律突然改变,应暂停给药,并立即向医师报告,以便及时处理。

2. 遵照医嘱,正确使用抗心律失常药。静脉注射抗心律失常药时,注射速度要慢,剂量要准确。

3. 使用普鲁卡因胺前应询问患者对本药或普鲁卡因有无过敏史,如有过敏史应报告医师。

4. 告知患者,奎尼丁、普罗帕酮应在餐中或餐后服用,服奎尼丁期间应缓慢改变体位,以免发生直立性低血压;服胺碘酮期间避免在日光下暴晒,如出现便秘应及时告诉医师。

5. 指导患者改变不良生活习惯,不吃刺激性食物,不饮用咖啡、浓茶,保持大便通畅。

重点提示

抗心律失常药对心血管均有不同程度的抑制,使用不当易引起心动过缓,血压降低,严重时出现传导阻滞甚至心搏停止。

讨论与思考

患者,女,30 岁。近期多次自感心慌,心率每分钟 190 次,心律规则,第一心音强弱相等,约 10min 后发作停止。医师诊断为阵发性室上性心动过速。请问:①可选用哪些抗心律失常药治疗? ②使用抗心律失常药前,为什么要先测血压和心率?

实践 9-1　抗高血压药的合理用药与护理

【实践目的】

1. 熟知抗高血压药的药理作用、临床用途。
2. 掌握抗高血压药的不良反应和用药护理。
3. 培养学生分析问题、语言组织综合能力。

【实践材料】

1. 案例　高血压病用药的有关的病例。
2. 药品　相关抗高血压药。
3. 环境　药物实训室、模拟病房;拟定学生评比方案,得分标准。

【实践方法】

1. 情景演练　患者,男性,67 岁,高血压病,长期服用卡托普利治疗。

(1)角色扮演:学生分为若干组,由一位学生扮演患者,一位学生扮演护士模拟用药并进行用药指导。

(2)讨论与点评:学生分小组讨论推选一学生进行评价,最后教师总结点评。

2. 案例讨论　患者,女,60 岁,因头晕、心悸 3d 入院。查体:BP190/120mmHg, HR78/

min,律齐,无杂音,双肺呼吸音清,腹软,无压痛,四肢活动正常。辅查:空腹血糖 8.2mmol。既往有高血压病史 3 年,因自觉身体健康,对长期服用降压药有抵触,不能规则服药,经常擅自停药或随意减量。

讨论:临床常用高血压药分几类?各类药的应用特点?该患者宜选用哪些抗高血压药?这些药的用药注意事项?

(1)学生以小组为单位,根据用药案例,讨论分析。

(2)每小组推选 1 名学生代表发言,其他各级同学提问。

(3)教师点评、总结。

【结果与评价】

实训项目	结果	学生评价 (优、良、一般、差)	教师评价 (优、良、一般、差)	总评 (优、良、一般、差)
情景演练 案例分析	演示效果及用药指导 用药合理性及分析			

(覃 琳)

实践 9-2 硝酸甘油的用药护理

【实践目的】

1. 熟知硝酸甘油的药理作用、临床应用。

2. 掌握硝酸甘油不良反应和用药护理。

3. 掌握对心绞痛急性发作患者处理及用药注意事项。

4. 培养、提高学生分析问题及动手实践的综合能力。

【实践材料】

1. 案例 心绞痛用药的有关的病例。

2. 药品 相关抗心绞痛药。

3. 环境 药物实训室、模拟病房;拟定学生评比方案,得分标准。

【实践方法】

1. 情景演练 患者,男性,72 岁,心绞痛突发,自备有硝酸甘油片。

(1)角色扮演:学生分为若干组,由一位学生扮演患者,一位学生扮演路人模拟用药并进行用药指导。

(2)讨论与点评:学生分小组讨论推选一学生进行评价,最后教师总结点评。

2. 案例讨论 患者,男,56 岁。干部。高血压病史 5 年,2 个月前,因劳动后出现心前区绞痛,经休息后缓解。患者 20min 前因情绪激动,突发心前区绞痛,疼痛向左上肢放射,伴恶心、心悸,紧急入院。查体:BP150/100mmHg,神清,HR82/min,律齐,无杂音,双肺呼吸音清,腹平软,无压痛。初步诊断:高血压病(2 级);稳定型心绞痛。紧急处理:硝酸甘油片,0.5mg舌下含服。

讨论:患者什么原因突发心绞痛?(注意还包括病理诱因)抗心绞痛药有几类?列举代表药物,并说明其治疗心绞痛的特点。应用硝酸甘油时,有哪些注意事项?试为患者拟定一个治疗的方案。

（1）学生以小组为单位，根据用药案例，讨论分析。

（2）每小组推选 1 名学生代表发言，其他各级同学提问。

（3）教师点评、总结。

【结果与评价】

实训项目	结果	学生评价 （优、良、一般、差）	教师评价 （优、良、一般、差）	总评 （优、良、一般、差）
情景演练	演示效果及用药指导			
案例分析	用药合理性及分析			

（覃　琳）

第**10**章

抗变态反应药

学习要点

1. 掌握抗变态反应药物的分类及代表药。
2. 熟悉抗组胺药物的分类、各代表药物的特点、不良反应和注意事项。

变态反应也称为过敏反应。当机体受到理化刺激,肥大细胞、嗜碱粒细胞释脱颗粒,释放组胺、缓激肽、5-HT 等生物活性物质,导致局部血管扩张,血管通透性增高,内脏平滑肌收缩以及腺体分泌增加等,出现皮肤红肿、瘙痒、荨麻疹、流涕、喷嚏、哮喘、呼吸困难、恶心、呕吐、腹痛、腹泻等一系列变态反应症状,严重者还可产生过敏性休克。

抗变态反应药又称抗过敏药,是治疗变态反应性疾病的一类药物。本类药物包括抗组胺药、钙剂、过敏介质阻释剂和糖皮质激素等。

一、组胺及抗组胺药

组胺存在于肥大细胞及嗜碱粒细胞中,是体内重要生物活性物质,组胺释放后与靶细胞上特异受体结合,产生生物效应。组胺受体主要有 H_1、H_2 等,其分布及效应见图 10-1 和表 10-1。

表 10-1 组胺受体分布、效应及常用抗组胺药

受体类型	分　布	效　应	阻断药物
H_1受体	支气管、胃肠	收缩	苯海拉明、异丙嗪
	皮肤血管	舒张	氯苯那敏、赛庚啶等
	毛细血管	通透性增加	
	心房、房室结	收缩力加强、传导减慢	
H_2受体	胃壁细胞	分泌增加	西咪替丁、雷尼替丁等
	血管	舒张	
	心室、窦房结	收缩力加强、心率加快	

(一) H_1 受体阻断药

临床常用的 H_1 受体阻断药分为两代:第一代包括苯海拉明、异丙嗪(非那根)、氯苯那敏

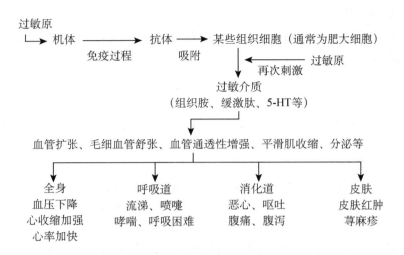

图 10-1 变态反应发生机制与表现

(扑尔敏)、赛庚啶等;第二代包括氯雷他定、西替利嗪、特非那定等。

1. 作用与应用

(1)抗过敏:H₁受体阻断能拮抗组胺引起的 H₁ 型效应,特别是皮肤血管和毛细血管通透性增加作用。临床主要用于荨麻疹、过敏性鼻炎等皮肤黏膜变态反应;对昆虫咬伤引起的皮肤瘙痒和水肿也有良效;对血清病、药疹和接触性皮炎有一定的疗效;但对支气管哮喘效果差,对过敏性休克几乎无效。

(2)中枢抑制:苯海拉明、异丙嗪、氯苯那敏、赛庚啶等第一代药物可通过血-脑屏障,产生不同程度的中枢抑制作用。临床可用于治疗失眠症,特别是变态反应性疾病所致的失眠症。

重点提示

第一代 H₁ 受体阻断药有中枢抑制作用,而第二代几乎无中枢抑制作用。

(3)防晕止吐:部分药物如苯海拉明、异丙嗪等还有防晕止吐作用。临床可用于晕动病、放射病及妊娠等引起的呕吐。

2. 不良反应 可见恶心、呕吐、腹泻、腹痛、食欲缺乏等消化道反应;第一代药物多见镇静、嗜睡、乏力等中枢抑制现象;亦可见心悸、心律失常,特非那定偶可致尖端扭转型室性心动过速。患有闭角型青光眼、前列腺增生、幽门十二指肠梗阻、尿潴留、癫痫的患者慎用。孕妇及哺乳期妇女慎用。

3. 用药护理

(1)第一代药物有中枢抑制作用,驾驶员及高空作业者在工作期间应禁用,可选用无中枢抑制作用的第二代药物。

(2)预防晕动病,应在乘车船前 15~30min 服用。

(3)复方感冒药中大多含有此类药物,应避免与其同时使用,防止重复用药。

(4)有少数患者会对本类药过敏,同类药物有交叉过敏反应。

(二) H₂受体阻断药

本类药物如西咪替丁、雷尼替丁、法莫替丁等,可阻断 H_2 受体,抑制胃酸分泌,临床主要用于治疗消化性溃疡。

二、钙 剂

临床常用的钙剂有葡萄糖酸钙、氯化钙、乳酸钙等。葡萄糖酸钙含钙量较氯化钙低,但对组织的刺激性较小,安全性好。

(一) 作用与应用

1. 抗过敏 钙剂可增加毛细血管壁的致密性,降低其通透性,减少渗出,有消炎、消肿及抗过敏作用。临床可用于荨麻疹、湿疹、接触性皮炎、血清病和血管神经性水肿等变态反应性疾病,常采用静脉给药。

2. 促进骨骼和牙齿的发育 钙是构成骨骼和牙齿的主要成分,体内缺钙可引起佝偻病或软骨病,补充钙剂可防治。维生素 D 可促进钙的吸收,故口服钙剂常配伍维生素 D。

3. 维持神经肌肉组织的正常兴奋性 正常人血清钙含量为 $2.25 \sim 2.75mmol/L$,当血清钙过低时可引起神经肌肉兴奋性升高,出现手足抽搐,甚至惊厥,静脉注射钙剂可迅速缓解症状。

4. 拮抗镁离子的作用 钙与镁化学性质相似,两者有竞争性拮抗作用,镁离子中毒时可静脉注射钙剂解救。

5. 其他 钙离子尚有促进心肌兴奋-收缩偶联的形成,参与凝血过程,对抗高钾血症等作用。

(二) 不良反应

口服钙剂几乎无不良反应。静脉注射可有全身发热感,注射过快可产生心律失常,甚至心搏骤停。

(三) 用药护理

1. 乳酸钙口服。葡萄糖酸钙、氯化钙常采用静脉注射,不宜皮下或肌内注射。
2. 静脉注射应缓慢,漏至血管外可引起局部剧痛及组织坏死。
3. 强心苷治疗期间及停药后 7d 内禁用静脉注射钙剂。

讨论与思考

患者,女,25 岁,近日经常连续打喷嚏、鼻塞、流清水样鼻涕、嗅觉变差,医师诊断为过敏性鼻炎。请问:除局部治疗外,还应给予患者哪一类药全身治疗? 服用此类药物护士应如何做好用药护理?

(张卫琴 符秀华)

第**11**章

消化系统药物

学习要点
1. 抗消化性溃疡药和硫酸镁的作用、应用、不良反应和用药护理。
2. 助消化药、止吐药及胃肠动力药的作用特点、应用和不良反应。

第一节 抗消化性溃疡药

消化性溃疡主要指胃溃疡和十二指肠溃疡,是由于胃、十二指肠黏膜局部损伤因子(胃酸、胃蛋白酶、幽门螺杆菌感染等)与保护因子(黏膜屏障、HCO_3^-、前列腺素等)之间失去平衡而引起的常见慢性疾病。抗消化性溃疡药分为抗酸药、胃酸分泌抑制药、胃黏膜保护药、抗幽门螺杆菌药和胃肠解痉药。

一、抗 酸 药

抗酸药大部分为弱碱性无机化合物,口服后可直接中和胃酸,从而降低胃酸浓度和胃蛋白酶的活性,减弱胃酸、胃蛋白酶对溃疡面的刺激,进而缓解疼痛,促进溃疡愈合。常用抗酸药(表 11-1)。

表 11-1 常用抗酸药的作用特点

药 物	作用特点	不良反应
氧化镁	抗酸作用强、作用缓慢,但持久	可致腹泻;不宜与四环素类同服
三硅酸镁	抗酸作用较弱而慢,但持久。在胃内生成胶状二氧化硅对溃疡面有保护作用	可致腹泻;不宜与四环素类同服
铝碳酸镁	中和胃酸作用迅速且持久,还具有结合胆酸、持续阻止胃蛋白酶对胃的损伤及增强胃黏膜保护因子的作用	大剂量服用可导致软糊状便和大便次数增多,偶见便秘,口干和食欲缺乏;长期服用可导致血清电解质变化

续表

药　物	作用特点	不良反应
氢氧化铝	抗酸作用较强,缓慢。作用后产生氧化铝有收敛、止血作用,能保护溃疡面	引起便秘,还可影响磷酸盐、四环素、地高辛、异烟肼、泼尼松等的吸收
碳酸钙	抗酸作用较强、快而持久	可产生 CO_2,引起嗳气;可致便秘
碳酸氢钠	又称小苏打。作用弱、快而短暂	可产生 CO_2,引起嗳气;可能会引起碱血症

重点提示

　　抗酸药较少单独使用,常制成复方制剂,通过联合用药来取长补短,增强疗效,减少不良反应。

　　用药护理:抗酸药在胃内容物排空或接近排空时才能充分发挥抗酸作用,通常在饭后 1～1.5h 或睡前服用,片剂应咀嚼后服用。抗酸药应避免与铁剂、四环素类同服,以免影响后者吸收,还应避免与奶制品、酸性食物及饮料同时服用,以免影响药效。

二、胃酸分泌抑制药

　　胃壁细胞内含有组胺 H_2 受体、胆碱能 M_1 受体和胃泌素受体,当受体与相应递质结合后,促使第二信使(cAMP 和钙)的释放,最后激活壁细胞内 H^+-K^+-ATP 酶(又称氢离子泵或质子泵),促进胃酸分泌(图 11-1)。本类药物主要包括 H_2 受体阻断药、M_1 受体阻断药、胃泌素受体阻断药和胃壁细胞 H^+ 泵抑制药。

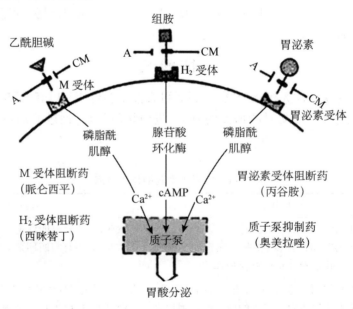

图 11-1　胃酸分泌以及胃酸分泌抑制药的作用机制

（一）H₂受体阻断药

目前临床上常用的药物有：西咪替丁（甲氰咪胍）、雷尼替丁（甲硝呋胍）、法莫替丁、尼扎替丁等。

1. 西咪替丁　西咪替丁是用于临床的第一代 H₂ 受体阻断药。

（1）作用及应用：西咪替丁有显著抑制胃酸分泌的作用，能明显抑制基础胃酸和夜间胃酸的分泌，也能抑制其他刺激引起的胃酸分泌，并使其酸度降低，对因化学刺激引起的腐蚀性胃炎有预防和保护作用，对应激性胃溃疡和上消化道出血也有明显疗效。主要用于消化性溃疡的治疗，对十二指肠溃疡的疗效优于胃溃疡。晚饭后或睡前服药，治疗效果更佳。孕妇和哺乳期妇女禁用。

（2）不良反应：常见恶心、呕吐、头痛、疲倦、头晕、疲乏、嗜睡等。可能会出现女性溢乳、男子乳房发育、阳萎、性功能下降等情况。突然停药，可能引起慢性消化性溃疡穿孔，故完成治疗后尚需继续服药（每晚 400mg）3 个月。西咪替丁能抑制细胞色素 P-450 肝药酶活性，抑制华法林、苯妥英钠、茶碱等药物的代谢。氢氧化铝、氧化镁或甲氧氯普胺（胃复安）与本品同时服用，可使本品的血药浓度降低。若与硫糖铝合用可使硫糖铝疗效降低。

重点提示

西咪替丁是肝药酶抑制药，故和药物合用时，应注意调整药物剂量。

2. 雷尼替丁　雷尼替丁为第二代 H₂ 受体阻断药，作用强效，比西咪替丁强 5~8 倍，且作用时间更持久。能有效地抑制各种刺激引起的胃酸分泌，降低胃酸和胃蛋白酶活性，适用于胃溃疡、十二指肠溃疡、术后溃疡、反流性食管炎等。对肝药酶影响较西咪替丁小，男性乳房女性化少见。长期使用可导致维生素 B₁₂ 缺乏。肝肾功能不全者慎用，孕妇、哺乳妇女及 8 岁以下儿童禁用。

3. 法莫替丁　法莫替丁是第三代 H₂ 受体拮抗药，其作用强度比西咪替丁大 30~100 倍，比雷尼替丁大 6~10 倍。临床用于胃及十二指肠溃疡、应激性溃疡、急性胃黏膜出血、胃泌素瘤以及反流性食管炎等。不良反应较少。不宜与其他抗酸剂合用。

（二）M₁受体阻断药

主要为哌仑西平。对胃壁细胞的 M₁ 受体有选择性阻断作用，故应用一般治疗剂量时，仅能抑制胃酸分泌。主要适用于治疗胃和十二指肠溃疡，与西咪替丁合用可增强抑制胃酸分泌的效果。一般于早晚餐前 1.5h 服用。有轻度口干、眼睛干燥及视力调节障碍等轻微不良反应，停药后症状即消失。孕妇忌服，肝肾功能不全者慎用；青光眼和前列腺肥大患者禁用。

（三）胃泌素受体阻断药

主要为丙谷胺，其化学结构与胃泌素相似，可竞争性阻断胃泌素受体，减少胃酸分泌，对控制胃酸和抑制胃蛋白酶的分泌效果较好；并对胃黏膜有保护和促进愈合作用。可用于治疗胃溃疡和十二指肠溃疡、胃炎等。无明显不良反应，偶有口干、失眠、腹胀、下肢酸胀等不良反应。

（四）胃壁细胞 H⁺ 泵抑制药

常用的药物有奥美拉唑、兰索拉唑、泮托拉唑等。这里主要介绍奥美拉唑（洛赛克）。

奥美拉唑是第一个问世的质子泵抑制药。

1. 作用及应用

(1)抑制胃酸分泌:能选择性地与 H^+-K^+-ATP 酶结合,抑制 H^+ 泵分泌 H^+ 的作用,从而减少胃酸分泌,由于 H^+-K^+-ATP 酶是壁细胞分泌酸的最后一个过程,故本品抑酸能力强大,是目前最强的抑酸药。

(2)抗幽门螺杆菌:与阿莫西林、克拉霉素等抗生素合用,可提高疗效,降低复发率。

(3)促进溃疡愈合:胃酸分泌受到抑制后,对溃疡面的刺激减少,同时奥美拉唑还可增加胃黏膜的血流量,能促进胃黏膜的生长,故有利于溃疡的愈合。

用于治疗十二指肠溃疡,治愈率高于 H_2 受体阻断药,复发率低。也可用于胃溃疡、反流性食管炎、卓-艾综合征等。奥美拉唑治疗胃溃疡时,应空腹或餐前服用,治疗十二直肠溃疡时,应于睡前服用。

2. 不良反应　主要有恶心、呕吐、头痛、腹胀、腹泻、口干等;可引起头晕,服药期间应避免开车或其他需注意力高度集中的活动;偶见血清氨基酸转移酶(ALT,AST)增高、胆红素增高、皮疹等反应;因抑酸作用较强,故长期用药易导致胃内细菌滋生;严重肝肾功能不全者慎用;孕妇及哺乳期妇女也应慎用。

三、胃黏膜保护药

(一)硫糖铝

本药在酸性环境下能形成一层保护膜覆盖于溃疡面,促进溃疡愈合;还具有减少对溃疡面的刺激,促进黏膜再生的作用。用于胃和十二指肠溃疡的治疗。不良反应轻,偶有胃肠反应、头晕等。老年人长期使用应警惕引起骨质疏松,不宜与多酶片合用,糖尿病患者慎用。

硫糖铝必须空腹摄入,餐前 1h 与睡前服用效果最好,片剂应嚼碎,或研成粉末后服下能发挥最大效应。

(二)枸橼酸铋钾

又称胶体次枸橼酸铋。在酸性条件下形成氧化铋胶体,形成保护膜覆盖于溃疡面上,阻止胃酸、酶及食物对溃疡的侵袭,促进溃疡黏膜再生和溃疡愈合;还具有降低胃蛋白酶的活性、促进黏膜释放 PGE_2 等作用;另外对幽门螺杆菌也有杀灭作用,因而可促进胃炎的愈合。临床上用于胃、十二指肠溃疡和慢性胃炎等。

服药期间,口中可能带有氨味,并可使舌苔及大便呈灰黑色。严重肾功能不全者、孕妇及哺乳期妇女禁用。

枸橼酸铋钾每日 4 次,前 3 次于三餐饭前 0.5h,第 4 次于睡前用温水送服,忌用含碳酸饮料(如啤酒),服药前、后半小时不要喝牛奶或服用抗酸剂和其他碱性药物。

重点提示

因硫糖铝、枸橼酸铋钾均需在酸性环境中才能发挥作用,故不宜与碱性药物及胃酸分泌抑制药合用。

(三)米索前列醇

本药为合成前列素 E_1 类似物,能抑制基础胃酸及其他刺激物引起的胃酸分泌,并能保护胃黏膜。主要用于胃及十二指肠溃疡,尤其是对治疗和预防非甾体抗炎药引发的十二指肠损伤效果较好。对妊娠子宫有收缩作用,用于终止早孕,孕妇禁用。

四、抗幽门螺杆菌药

幽门螺杆菌感染与消化性溃疡的发生有密切关系(图 11-2),杀灭幽门螺杆菌能提高消化性溃疡的治愈率。常用的抗幽门螺杆菌药分为两类:第一类为抗溃疡病药,如铋制剂、H^+-K^+-ATP 酶抑制药等,抗幽门螺杆菌作用弱,单用疗效较差;第二类为抗菌药,如阿莫西林、庆大霉素、甲硝唑、呋喃唑酮、克拉霉素、四环素等。

临床上常用三联法或四联法。三联法主要采用两种方案:以质子泵抑制药(PPI)为基础,加上克拉霉素/阿莫西林、甲硝唑/呋喃唑酮;或以铋剂为基础,加上克拉霉素/阿莫西林、甲硝唑/呋喃唑酮。必要时,还可采用 PPI+铋剂+两种抗菌药。

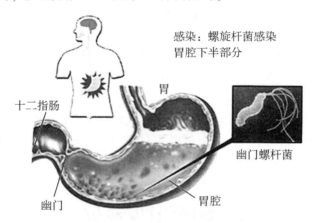

感染:螺旋杆菌感染
胃腔下半部分

十二指肠

胃

幽门螺杆菌

幽门

胃腔

图 11-2　幽门螺杆菌引起的消化性溃疡

五、胃肠解痉药

本类药物主要是指阿托品、山莨菪碱、溴丙胺太林等 M 受体阻断药,通过阻断 M 受体来解除胃肠平滑肌痉挛和抑制胃酸分泌,一般用于消化性溃疡的辅助治疗。

讨论与思考

患者,女,41 岁。上腹部烧灼痛反复发作,常发生于空腹或夜间,伴反酸、嗳气半年余。胃液分析示:胃酸分泌增高;细菌学检查:幽门螺杆菌阳性;临床诊断:十二指肠溃疡。请问:①选用何药联合治疗?②采用何种给药方式?③如何做好用药护理?

第二节　消化功能调节药

一、助消化药

助消化药是指能促进胃肠消化过程的药物,且多数是消化液中的主要成分或者能促进消化液的分泌,以达到帮助消化的目的。常用抗酸药(表 11-2)。

表 11-2 常用助消化药的作用特点

药 物	作用及应用	用药护理
胃蛋白酶	常与稀盐酸合用,辅助治疗胃酸分泌不足、消化酶分泌不足引起的消化不良和其他胃肠疾病	饭前或饭时服用;不宜与抗酸药同服,在碱性环境中活性降低;本品不宜与铝制剂合用
胰酶	是胰蛋白酶、胰淀粉酶、胰脂肪酶的混合物,主要用于消化不良,食欲不振及肝、胰腺疾病引起的消化障碍	一般餐前半小时服用,服用时不可嚼碎;在中性或弱碱性条件下活性较强,不能与酸性药物并用
多酶片	每片含胰酶和胃蛋白酶,适用于治疗消化不良、慢性萎缩性胃炎与病后胃功能减退及饮食过饱、异常发酵,尤其是老年人胃肠胀气等症	应于饭前服,但不能嚼碎
稀盐酸	能增加胃内酸度,有利于胃蛋白酶原转化为胃蛋白酶,并增强其活性;还能促进胰液及胆汁分泌,有利于钙、铁的吸收。适用于治疗多种原因引起的胃酸缺乏症	一般饭前或饭时服,服用时需用温开水稀释,服后立即用水漱口
乳酶生	是干燥的活乳酸杆菌制剂,能分解糖类产生乳酸,抑制肠内腐败菌繁殖,减少发酵和产气。用于消化不良、腹泻及小儿消化不良性腹泻	本品饭前服用,不宜与抗菌药或吸附药同时服用,应密闭贮存于冷暗处

二、止吐药及胃肠动力药

(一) 多巴胺受体阻断药

1. 甲氧氯普胺　甲氧氯普胺又名胃复安或灭吐灵,是第一代胃肠动力药。主要作用于延髓催吐化学感受区中的多巴胺受体,具有强大的中枢性镇吐作用;还可作用于胃肠道的多巴胺受体,也可增强本品的镇吐效应。对于胃胀气性消化不良、食欲缺乏、嗳气、恶心、呕吐有较好的疗效。常见的不良反应有昏睡、烦躁不安、倦怠无力。本药大剂量或长期应用可导致锥体外系反应,溢乳等,不宜和氯丙嗪等药物合用,注射给药可引起直立性低血压。孕妇禁用;嗜铬细胞瘤、癫痫、进行放疗或化疗的乳癌病人禁用;对胃肠道活动增强可导致危险的病人,如机械性肠梗阻、胃肠出血等也禁用。

2. 多潘立酮　多潘立酮又名吗丁啉,属于第二代胃肠动力药。本药几乎无锥体外系反应,选择性阻断外周多巴胺受体而止吐,直接作用于胃肠壁,可增加胃肠道的蠕动和张力,促进胃排空。用于食后消化不良,胃肠运动障碍所致的恶心、呕吐等。偶见轻度腹部痉挛、口干、皮疹、头痛、腹泻、神经过敏、倦息、嗜睡、头晕等。禁止与酮康唑口服制剂、红霉素合用;与抗胆碱药合用有拮抗作用;不宜与抗酸药或抑制胃酸分泌药物同时服用。

3. 西沙必利　西沙必利为第三代胃肠道动力药,其效果比第一代胃肠动力药甲氧氯普胺强 10~100 倍。其作用机制主要是选择性地促进肠肌层神经丛节后处乙酰胆碱的释放,从而加强并协调胃肠运动,防止食物滞留与反流。本药可用于胃轻瘫、胃-食管反流、食管炎、肠梗阻等。不良反应较少。

重点提示

抗胆碱药能减弱此类药物的止吐效应,合用时应予注意。

(二)5-HT$_3$受体阻断药

主要为昂丹司琼。昂丹司琼为 5-HT$_3$ 受体阻断药,能选择性阻断中枢及迷走神经传入纤维的 5-HT$_3$ 受体,产生强大的止吐作用。用于肿瘤化疗、放疗等引起的呕吐,但对晕动病及多巴胺受体激动药引起的呕吐无效。不良反应少,偶有头痛、疲劳、便秘等。哺乳期妇女禁用。

三、泻　药

泻药是能增加肠内水分,促进蠕动,软化粪便或润滑肠道促进排便的药物。主要分为容积性、接触性和润滑性泻药三类。

(一)容积性泻药

硫酸镁又叫泻盐,采用不同的给药途径时,呈现的药理作用也不同。

1. 作用与应用　硫酸镁口服具有导泻、利胆作用,注射具有抗惊厥和降血压作用,外用还有消除局部水肿的作用。

(1)导泻:口服硫酸镁后在肠内不易吸收,具有一定渗透压,使肠内水分不被肠壁吸收。能机械地刺激肠的蠕动而排便,导泻作用快而强。因此硫酸镁可用于治疗便秘、清除肠内毒物。

(2)利胆:将 33% 的硫酸镁溶液口服或用导管直接灌入十二指肠中,可刺激十二指肠黏膜,反射地引起胆总管括约肌松弛,胆囊收缩,产生利胆作用。可治疗阻塞性黄疸、慢性胆囊炎和胆石症等。

(3)抗惊厥:硫酸镁注射给药后,由于镁离子的中枢抑制作用,可产生抗惊厥作用。适用于各种原因引起的惊厥,临床上硫酸镁是治疗子痫的首选药。

(4)降低血压:注射给药时,镁离子可直接扩张外周血管,使血压下降,降压作用快而强。用于治疗高血压危象、高血压脑病及妊娠高血压综合征。

(5)消除局部水肿:本品 50% 溶液外用热敷患处,有消炎祛肿的功效。用于治疗肢体外伤后肿胀、帮助改善粗糙的皮肤等。

2. 不良反应

(1)硫酸镁用于导泻时,会刺激肠壁可引起盆腔充血,故月经期妇女、孕妇禁用。

(2)注射给药过量或过快,可引起急性镁中毒,表现为呼吸抑制、血压下降和心脏骤停,膝腱反射明显减弱或消失是中毒的先兆。若抢救不及时,可导致死亡。

3. 用药护理

(1)硫酸镁在注射前及注射过程中应测血压、脉搏,检查呼吸、膝反射及排尿量。如膝腱反射明显减弱或消失,或呼吸次数少于每分钟 14~16 次,尿量少于 25~30ml/h 或少于 600ml/d,应立即报告医师并停药。

(2)定期测血镁浓度及肾功能。

(3)一旦出现硫酸镁中毒,立即停药,用 10% 葡萄糖酸钙注射液 10ml 稀释后缓慢静脉注射,并进行人工呼吸。

重点提示

因硫酸镁有中枢抑制作用,故中枢抑制药中毒者禁用硫酸镁导泻,可选用硫酸钠,后者作用略弱,无中枢抑制作用。

(二)接触性泻药

酚酞:酚酞片又称果导片,口服后在肠道内与碱性肠液形成可溶性钠盐,能促进结肠蠕动,服药后 6~8h 排出软便,作用温和,适用于慢性、习惯性便秘。一次服药作用可维持 3~4d。遇有过敏性反应。婴儿禁用,幼儿和孕妇慎用。会使碱性尿液变成红色。

(三)润滑性泻药

1. 液状石蜡　液状石蜡为矿物油,口服后不被肠道吸收,产生滑润肠壁和软化粪便的作用,使粪便易于排出。适用于慢性便秘,尤其是老人、患有高血压、痔疮或肛门手术患者。长期应用可影响脂溶性维生素及钙、磷的吸收。婴幼儿禁用。

2. 甘油　常用 50% 浓度的甘油液体注入肛门,由于高渗透压刺激肠壁引起排便反应,并有局部润滑作用,数分钟内可引起排便。适用于儿童及老人。

重点提示

多数泻药为口服药,应注意服药时间。作用快的泻药,如盐类和蓖麻油,应于清晨空腹时服用;作用慢的泻药,如酚酞等,应于临睡前服用。

四、止 泻 药

止泻药通过减少肠道蠕动或保护肠道免受刺激而达到止泻作用。

(一)阿片类衍生物

地芬诺酯:能提高胃肠张力,抑制肠蠕动,使水分有充分的时间吸收而止泻。用于各种原因引起的急、慢性功能性腹泻及慢性肠炎等。偶有恶心、嗜睡、头晕、头痛、失眠、腹胀等不良反应。本药可增强巴比妥酸盐类、阿片类及其他中枢抑制药的作用,不宜合用。久用具有成瘾性。

(二)吸附剂

1. 药用碳　药用碳又称活性炭,通过其表面强大的吸附作用,吸收肠道中气体、细菌、病毒、外毒素,阻止它们被肠黏膜吸收或损害肠黏膜。用于一般性腹泻,长期服用可出现便秘。服用药用炭可影响小儿营养,禁止长期用于 3 岁以下小儿。

2. 蒙脱石　该药对消化道内的病毒、病菌及其产生的毒素有固定、抑制作用;对消化道黏膜有覆盖能力,能提高黏膜屏障对攻击因子的防御功能。用于成人及儿童急、慢性腹泻。少数人可能产生轻度便秘。

(三)收敛保护剂

次碳酸铋:本药口服不吸收,在胃肠黏膜创面,可形成一层保护膜,减轻食物刺激,故有保护胃肠黏膜及收敛、止泻作用。用于非细菌感染引起的腹泻。

讨论与思考

患者,女,25 岁。因家庭纠纷,吞服大量安眠药后昏睡不醒,为加速肠内毒物的排泄,应用哪种药物? 为何不能使用硫酸镁?

（高艳丽）

第*12*章

呼吸系统药

学习要点
1. 平喘药的作用、应用和不良反应及用药护理。
2. 镇咳药、祛痰药的作用特点和应用。

咳、痰、喘是呼吸系统疾病的三大常见症状,三者之间有密切的关系,并相互影响。呼吸系统药物包括平喘药、镇咳药和祛痰药,合理使用这些药物可以有效地缓解、控制或预防咳、痰、喘的症状。

第一节 平 喘 药

平喘药是一类通过作用于哮喘发作的不同环节而发挥预防、缓解或消除哮喘发作的药物,临床上常用的平喘药可分为支气管扩张药、抗炎平喘药和抗过敏平喘药。

一、支气管扩张药

根据作用机制的不同,支气管扩张药可分为肾上腺素受体激动药、茶碱类和 M 受体阻断药。

(一) 肾上腺素受体激动药

本类药物通过激动支气管平滑肌细胞膜上的 β_2 受体,松弛支气管平滑肌;同时还能兴奋肥大细胞上的 β_2 受体,抑制组胺等炎症因子的释放,预防过敏性哮喘的发作。

肾上腺素、异丙肾上腺素等属于非选择性 β 受体激动药,平喘作用强大,但同时会兴奋心脏上的 β_1 受体,可引起心悸、增加心肌耗氧量等不良反应。选择性 β_2 受体激动药对 β_2 受体有强大的兴奋性,对 β_1 受体的亲和力低,常规剂量口服或吸入给药时很少产生心血管反应,是目前临床上常用的平喘药物,主要包括有沙丁胺醇、克仑特罗、特布他林等。

1. 沙丁胺醇 又名舒喘灵,对 β_2 受体的选择性较高,平喘作用与异丙肾上腺素相当或略强,但其增加心率作用仅为异丙肾上腺素的 1/10。适用于支气管哮喘、喘息性支气管炎、支气管痉挛、肺气肿等,是控制哮喘症状的首选药。临床上常有的剂型有片剂、胶囊剂、气雾剂及注射剂等。服后 15～30 min 生效,气雾吸入的生物利用度为 10%,吸入后 1～5 min 生效,作用较强。治疗哮喘发作多用气雾吸入,预防发作则可口服。

少数人可见恶心、头痛、头晕、心悸、手指震颤等不良反应。剂量过大时,可见心动过速和血压波动。一般减量即恢复,严重时应停药。心血管功能不全、冠状动脉供血不足、高血压、糖尿病、和甲状腺功能亢进患者慎用。

2. 特布他林　又名博利康尼,为中效的选择性 β_2 受体激动药,其支气管扩张作用比沙丁胺醇弱,临床用于治疗支气管哮喘,喘息性支气管炎,肺气肿等。少数人可出现口干、鼻塞、轻度胸闷、嗜睡及手指震颤等,个别人可有心悸、头痛等症状。心肌功能严重损伤者禁用;高血压、冠心病、甲状腺功能亢进症、糖尿病患者和孕妇慎用。

3. 克仑特罗　又名氨酵素,为强效的选择性 β_2 受体激动药,其支气管扩张作用比沙丁胺醇强 100 倍,用药量极小。临床上用于防治支气管哮喘以及哮喘型慢性支气管炎、肺气肿等呼吸系统疾病所致的支气管痉挛,有口服、舌下含服、气雾吸入以及直肠给药等多种给药途径。少数病人可见轻度心悸、手指震颤、头晕等不良反应,一般于用药过程中自行消失。还可能会出现心律失常,心动过速、高血压病和甲状腺功能亢进者慎用。

(二) 茶碱类

茶碱类药物能直接松弛支气管平滑肌,常用的药物有氨茶碱、二羟丙茶碱、胆茶碱等,氨茶碱是临床常用的支气管扩张药。本类药物主要为氨茶碱。

1. 作用与应用

(1)平喘作用:对呼吸道平滑肌有直接松弛作用,尤其对痉挛的支气管平滑肌作用更强;还能增强膈肌收缩力,在膈肌收缩无力时作用更显著,有益于改善呼吸功能。

(2)抗炎抗免疫作用:抑制肥大细胞释放炎症介质。

(3)强心利尿作用:能增强心肌收缩力,增加心排血量,扩张输出和输入肾小动脉,增加肾小球滤过率和肾血流量,抑制远端肾小管重吸收钠和氯离子,故有强心利尿作用。

此外,本药还有松弛胆道平滑肌、兴奋中枢的作用。

适用于治疗支气管哮喘、喘息型支气管炎、阻塞性肺气肿等缓解喘息症状;也可用于治疗心力衰竭的哮喘(心源性哮喘)。

(重点提示)

　　氨茶碱除用于支气管哮喘之外,还可用于心源性哮喘,故对于起因不明的哮喘,可首选氨茶碱治疗。

2. 不良反应　氨茶碱的安全范围较窄,且个体间的差异较大,当其血药浓度超过 $20\mu g/ml$ 时,易发生不良反应,必要时需做血药浓度监测。

(1)胃肠道反应:本药因碱性较大,口服可引起恶心、胃部不适、呕吐、食欲缺乏等,饭后服药可减轻。与氢氧化铝同服或制成肠溶制剂,也可减轻胃肠道刺激。

(2)兴奋中枢:可致失眠、兴奋、烦躁,必要时可用镇静药对抗。

(3)心脏毒性:静脉注射过快或剂量过大,可出现心悸、血压下降、严重者可致心律失常。心动过速是中毒的常见症状,呼吸困难者易发生室颤。

3. 用药护理

（1）茶碱类药物空腹服用，吸收较快，餐后服用可减少对胃肠道刺激，但吸收较慢；栓剂直肠给药后的 6~8h，应避免再次使用；多次给药可在体内积蓄，以致引起毒性反应，尤其是婴幼儿和老年人。

（2）茶碱类药物肌内注射可产生局部刺激引起疼痛，肌内注射时需与 2% 盐酸普鲁卡因合用。静脉注射氨茶碱应充分稀释，并缓慢注射，防止出现一过性低血压或周围循环衰竭。静脉输液时，应避免与维生素 C、促皮质激素、去甲肾上腺素、四环素族盐酸盐配伍。

（3）应用茶碱类药物，由于利尿作用可增加脱水，因此要注意适量补充液体，多饮白开水，橘汁等。

（三）M 受体阻断药

各种刺激引起内源性乙酰胆碱的释放，能激动 M 受体导致支气管痉挛而诱发哮喘。M 受体阻断药能松弛支气管平滑肌，缓解哮喘症状。目前最常用的是高选择性的 M 受体阻断药。

异丙托溴铵：为阿托品的异丙基衍生物，能选择性阻断支气管平滑肌上的 M 受体。口服难吸收，气雾吸入给药，5min 起效，可维持 4~6h。用于防治支气管哮喘和哮喘型慢性支气管炎，尤适用于因用 β 受体激动药产生肌肉震颤、心动过速而不能耐受此类药物的病人和老年性哮喘。本品与 β 受体激动药合用可相互增强疗效，不良反应少。前房角狭窄的青光眼、前列腺肥大引起的尿道梗阻者、妊娠及哺乳妇女慎用。

二、抗炎平喘药

（一）糖皮质激素类药物

糖皮质激素具有强大的抗炎、抗过敏作用，可抑制参与哮喘发作的炎症介质的释放，同时还能增强支气管对儿茶酚胺的敏感性，对缓解和控制支气管哮喘具有显著的疗效。全身应用其作用广泛，不良反应多。采用气雾吸入给药，可避免或减少全身用药时产生的不良反应。临床上常用的药物有倍氯米松、布地奈德、曲安奈德等。

倍氯米松：本药为地塞米松的衍生物，局部抗炎作用是地塞米松的 500 倍。因其显效慢，不宜用于哮喘急性发作的抢救，主要用于支气管扩张药不能有效控制病情的慢性哮喘病人。长期吸入可引起声音嘶哑、口咽部念珠菌感染等，用药后应及时漱口。

（二）抗白三烯药物

白三烯是慢性气道炎症的主要介质，此类药物通过减少白三烯的合成或影响白三烯的作用而达到防治哮喘的目的。对吸入糖皮质激素不能控制症状者，加用抗白三烯药物可增强疗效。常用的药物有扎鲁司特、孟鲁司特和齐留通等。

三、抗过敏平喘药

本类药物通过稳定炎症细胞膜、抑制炎症介质的释放或阻断炎症介质发挥作用而达到平喘的作用。因起效慢，故不适用于哮喘急性发作的治疗，主要用于预防哮喘发作。

（一）细胞膜稳定药

主要为色甘酸钠。本药能抑制肥大细胞脱颗粒，减少过敏介质释放，尤其是肺部的肥大细胞最敏感。无平滑肌松弛作用，对炎症介质也无拮抗作用，故对正在发作的哮喘无效。本药口服无效，只能喷雾吸入，用于预防各型支气管哮喘。不良反应较少，少数患者可有咽痛、气道刺激等症状，甚至诱发哮喘，必要时可同吸入 β_2 受体激动药加以预防。

色甘酸钠因起效慢，需在接触哮喘诱因前 7~10d 用药。

(二)H₁受体阻断药

主要为酮替芬：除有类似色甘酸钠的作用外，还有强大的 H₁ 受体阻断作用，平喘作用持续时间长，可用于防治轻、中度支气管哮喘、过敏性鼻炎等。偶见镇静、疲倦、头晕等不良反应。

重点提示

哮喘急性发作一般首选沙丁胺醇雾化吸入；原因不明的哮喘急性发作首选氨茶碱；对重症哮喘或哮喘持续状态应静注氨茶碱或糖皮质激素类药物；预防过敏性哮喘一般选用色甘酸钠或酮替芬等。

讨论与思考

1. 某游客，外出旅游，因对花粉过敏突然出现气急、胸闷、呼吸困难的症状，他立即取出随身携带的色甘酸钠气雾剂使用。请问该急救方法是否合理？为什么？应该如何用药？

2. 患者，男，52 岁．有哮喘病史。近日突感呼吸困难，被诊断为支气管哮喘急性发作。请问：平喘药分为几类？代表药物有哪些？针对此病例，应选择何种药物？

第二节　镇咳药

咳嗽是人体的一种保护性呼吸反射动作，通过咳嗽能有效清除呼吸道内的分泌物或进入气道的异物。但剧烈而频繁的咳嗽可导致呼吸道出血，甚至加重病情或引起并发症。因此，还应及时给予镇咳药。根据其作用部位的不同，镇咳药可分为中枢性镇咳药和外周性镇咳药。

一、中枢性镇咳药

1. 可待因　是阿片类生物碱之一，能选择性抑制延髓咳嗽中枢，镇咳强度为吗啡的 1/10，镇痛强度为吗啡的 1/10~1/7。因抑制咳嗽反射，使痰不易咳出，故主要用于剧烈干咳，对于胸膜炎引起的干咳伴胸痛者尤其适用。久用有成瘾性，应控制使用；痰多者禁用。大剂量应用可抑制呼吸中枢。

重点提示

可待因既有镇咳也有镇痛作用，且久用有成瘾性，可通过下列口诀记忆：麻醉药品可待因，镇咳镇痛效果好，剧烈干咳常选用，使用不当易成瘾。

2. 喷托维林（咳必清）　为人工合成的镇咳药，对咳嗽中枢有直接抑制作用，镇咳作用为可待因的 1/3，还具有局部麻醉作用及阿托品样作用。用于上呼吸道感染引起的干咳、阵咳，对于小儿百日咳效果好。无依赖性和呼吸抑制作用。偶有口干、腹胀、便秘等阿托品样不良反应,青光眼、前列腺肥大者禁用。

3. 右美沙芬 为合成的吗啡衍生物,镇咳作用与可待因相似,起效快。无镇痛作用,长期应用未见耐受性和成瘾性,治疗剂量不抑制呼吸。主要用于干咳和频繁剧烈的咳嗽。不良反应少,孕妇、肝功能不良者慎用,痰多病人慎用或与祛痰药合用。

二、外周性镇咳药

主要为苯佐那酯:又名退嗽、退嗽露,为丁卡因的衍生物,有较强的局部麻醉作用,阻断咳嗽反射的传入冲动,产生镇咳作用。本品镇咳作用强度略低于可待因,但不抑制呼吸。常用于急性支气管炎、支气管哮喘、肺炎、肺癌所引起的刺激性干咳、阵咳等。可引起嗜睡、恶心、眩晕、胸部紧迫感和麻木感、皮疹等不良反应。痰多者禁用。

重点提示

因苯佐那酯有局部麻醉作用,故服用片剂时勿嚼碎,以免引起口腔麻木感。

讨论与思考

李阿姨近日感冒,并伴有咳嗽症状,无痰,医生推荐服用氢溴酸右美沙芬糖浆。李阿姨服用糖浆剂后马上喝水以缓解喉部的不适。请问右美沙芬的作用机制是什么?李阿姨这种服药方法正确吗?为什么?

第三节 祛 痰 药

祛痰药是一类能增加呼吸道分泌,使痰液变稀、黏度降低,易于咳出的药物。痰液的排出能减轻对呼吸道黏膜的刺激,间接发挥镇咳、平喘的作用。按照作用机制的不同,祛痰药可分为痰液稀释药和黏痰溶解药两大类。

1. 氯化铵 本药为酸性无机盐,口服后可刺激胃黏膜迷走神经末梢,反射性增加呼吸道腺体分泌,使痰液变稀,易于咳出。单独使用时,祛痰作用较弱,常与其他药物配成复方制剂,用于急、慢性呼吸道炎症的痰多而不易咳出的患者。氯化铵吸收后还可酸化体液和尿液,可用于促进弱碱性药物从肾脏排泄。常见恶心、呕吐等不良反应。溃疡病、严重肝、肾功能不良者慎用,以免引起酸中毒和高血氨症。

2. 乙酰半胱氨酸(痰易净) 能降低痰液的黏稠度而易于咳出。可雾化吸入或气管内滴入给药,用于手术后咳痰困难或其他病因引起的大量黏痰难以咳出者。本药有特殊蒜臭味,易致恶心、呕吐或支气管痉挛,可与异丙肾上腺素合用,降低不良反应,提高疗效。支气管哮喘者慎用。本品不宜与四环素、青霉素、头孢菌素类合用,以免降低抗菌活性。乙酰半胱氨酸应临用前配制,开瓶后的药液密封后冷藏,48h 内用完,用药后应及时排痰。

重点提示

　　一般情况下雾化吸入给药,紧急情况下,可气管内滴入给药,可迅速使痰液稀释,便于排出,还应及时将稀痰排出或吸出,以免阻塞气道。

　　3. 溴己新(必嗽平)　可使痰中的黏多糖纤维分化裂解,还可抑制黏蛋白的合成,从而使痰液的黏稠度降低,易于咳出。此外,还可刺激胃黏膜反射性地引起呼吸道腺体分泌增加,使痰液稀释。适用于慢性支气管炎、哮喘等痰液黏稠不易咳出的患者。偶见恶心、胃部不适及转氨酶升高等。消化性溃疡、肝功能不全者慎用。

　　4. 氨溴索　常用盐酸氨溴索,能减少呼吸道黏膜上黏液腺的分泌,从而降低痰液黏度;还可促进肺表面活性物质的分泌,增加支气管纤毛运动,使痰液易于咳出。适用于急、慢性呼吸道疾病引起的痰液黏稠、咳痰困难者。偶见胃肠道反应,表现为胃部灼热,消化不良和偶尔出现恶心,呕吐,宜饭后服用。临床上常用的剂型有片剂、注射剂、口服液等。

　　本品应避免与中枢性镇咳药同时使用,以免稀化的痰液堵塞气道。在使用时应注意咳嗽、咳痰的原因,如使用 7d 后未见好转,应及时就医。粉针剂用无菌注射用水溶解后 pH 为 5.0,不能与 pH 大于 6.3 的其他溶液混合,否则会产生氨溴索游离碱沉淀。

讨论与思考

　　患者,男 18 岁,呼吸困难入院,诊断为支气管哮喘。为控制症状应首选用什么药? 采用何种给药途径? 若遇到黏痰不易咳出时,应如何处理?

(高艳丽)

第 *13* 章

子宫兴奋药与抑制药

学习要点

1. 缩宫素、麦角新碱的作用特点、应用和不良反应。
2. 子宫兴奋药的用药护理。

子宫兴奋药是一类能选择性兴奋子宫平滑肌,加强子宫收缩力的药物。它们的作用性质随着子宫的生理状态、用药种类和剂量的大小而不同,使子宫产生节律性收缩或强直性收缩,临床可用于催产、引产或产后止血、子宫复原等。

一、常用的子宫兴奋药

(一)缩宫素

目前临床使用的主要是人工成品,易被胰蛋白酶破坏,口服无效,一般肌内注射或静脉滴注给药,也可经口腔黏膜及鼻黏膜给药。1U 相当于 $2\mu g$ 缩宫素。

1. 作用

(1)兴奋子宫平滑肌:缩宫素能直接兴奋子宫平滑肌,使子宫收缩力加强、频率加快。其作用强度及性质与以下因素有关。

1)剂量和部位:小剂量(2~5U)产生与正常分娩的子宫相似的收缩,即子宫底部产生节律性收缩,子宫颈松弛,促进胎儿娩出。大剂量(5~10U)可使子宫平滑肌张力持续升高,直至强直性收缩,不利于胎儿娩出,易导致胎儿窒息和子宫破裂。

2)女性激素水平:雌激素能提高子宫平滑肌对缩宫素的敏感性,孕激素则降低其敏感性。妊娠初期,孕激素水平高,子宫对缩宫素的敏感性低,可保证胎儿安全发育;妊娠后期雌激素水平高,子宫对缩宫素的敏感性高,临产时最为敏感,有利于胎儿的娩出。

(2)其他作用:缩宫素引起乳腺泡周围的肌上皮细胞收缩,促进排乳。大剂量可短暂松弛血管平滑肌,引起短暂的降压作用。

重点提示

缩宫素对子宫作用有选择性。小剂量对子宫底部产生节律性收缩,子宫颈松弛,促进胎儿娩出。但大剂量引起子宫强直性收缩,不利于胎儿娩出,甚至危及胎儿生命。

2. 临床应用

(1)催产和引产:小剂量缩宫素缓慢静脉滴注对产道无异常、胎位正常、头盆相称而宫缩无力的产妇,能增强子宫节律性收缩,促进分娩,适于催产;对于死胎、过期妊娠或患有心脏病、肺结核等严重疾病须终止妊娠者,可用其引产。

(2)产后止血:皮下或肌内注射较大剂量缩宫素(5~10U),迅速引起子宫强直性收缩,压迫子宫肌层内血管而用于产后止血。但作用短暂,常需加用麦角新碱或益母草维持疗效。

(3)促进排乳:在哺乳前 2~3min,用缩宫素滴鼻液滴鼻,每次 3 滴,促进乳汁排出。

3. 不良反应　本药不良反应少,偶有恶心、呕吐、心律失常、过敏反应、血压下降等。但剂量过大或静脉滴注速度过快均可引起子宫强直性收缩,导致胎儿窒息死亡或子宫破裂。

4. 注意事项　用于催产和引产时,必须注意以下几点:①严格掌握剂量和滴速,密切监测产妇呼吸、心率、血压,并注意胎位、胎心、宫缩情况等调整滴速,避免发生胎儿宫内窒息或子宫破裂。②用法用量:静脉滴注,每次 2~5U,用 5% 葡萄糖注射液 500ml 稀释至 0.01 U/ml,先以每分钟 8~10 滴为佳,根据子宫收缩和胎心情况调整滴注速度,最快不超过每分钟 40 滴。③严格掌握适应证,凡产道异常、胎位不正、头盆不称、前置胎盘、三次妊娠以上的经产妇或有剖宫产史者禁用,以防引起子宫破裂和广泛性软组织撕裂,造成胎儿窒息死亡。

(二)麦角新碱

麦角新碱是麦角中的一种生物碱,易溶于水,对子宫的兴奋作用强,维持时间较短,为妇产科常用。

1. 作用　麦角新碱口服、肌内或皮下注射均易吸收,可选择性兴奋子宫平滑肌,使子宫收缩。其作用特点是:①与缩宫素比较,其作用强而持久,稍大剂量易引起子宫强直性收缩;②对宫体和宫颈的作用无明显差异,禁用于催产、引产。

2. 应用

(1)子宫出血:若月经过多、产后、刮宫术后等多种原因引起的子宫出血,可口服或肌内注射麦角新碱引起子宫强直性收缩,通过机械压迫子宫肌层血管而达到止血。

(2)产后子宫复原:若产后子宫复原缓慢易引起子宫出血或宫腔内感染,口服麦角新碱可促进子宫收缩而复原。

重点提示

麦角新碱易引起子宫强直性收缩,禁用于催产、引产。

3. 不良反应　麦角新碱注射可出现头晕、耳鸣、腹痛、恶心、呕吐、心悸等反应。偶见变态反应,严重者出现呼吸困难、血压下降。

4. 注意事项

(1)胎儿未娩出前禁用,以免发生子宫破裂及胎儿宫内窒息死亡。胎盘未娩出前慎用,以防胎盘嵌顿在宫腔内。

（2）有妊娠中毒症、肝病、高血压病及其他心血管疾病病人禁用。

（3）部分病人用药后可发生恶心、呕吐、出冷汗、面色苍白等不良反应,不宜以静脉注射作为常规使用。

（三）前列腺素

前列腺素是一类广泛存在于体内的不饱和脂肪酸,对心血管、消化、呼吸及生殖系统等具有生理及药理作用。作为子宫兴奋药应用的有:地诺前列酮（PGE_2）、地诺前列素（$PGF_{2\alpha}$）、硫前列酮和卡前列素（15-甲基前列腺素 F_2）。

1. 作用

（1）对妊娠各期子宫都有兴奋作用,临产前的子宫更为敏感。

（2）引起子宫收缩的特性与正常分娩相似,使子宫体节律性收缩,子宫颈松弛,促进胎儿娩出。

2. 应用　主要用于终止中期妊娠和足月引产,也可用于过期妊娠、死胎和产后出血。除静脉滴注外,阴道内、宫腔内或羊膜腔内给药,也能奏效。

3. 不良反应　静脉滴注时,常引起恶心、呕吐、腹痛、腹泻、潮红及体温升高等不良反应。

4. 注意事项

（1）本药能诱发哮喘和青光眼,故青光眼、哮喘及过敏体质者不宜使用。

（2）用于引产时的禁忌证和注意事项与缩宫素相同。

二、子宫兴奋药用药护理

1. 了解患者孕产史、用药史及过敏史。

2. 仔细检查孕产妇的血压、脉搏、体温、宫缩频率、胎心音等,严格掌握用药指征。

3. 催产或引产时,严格掌握药物的剂量和给药速度,并根据宫缩及胎儿情况随时调节。

4. 静滴过程中,应每 10~15 分钟听胎心音及测产妇血压、脉搏各一次,并检查宫缩和宫口开大情况。

5. 若胎心音减弱或心率增高至每分钟 150 次或以上,无论宫缩如何,都应立即报告医师,采取助产措施。

三、子宫平滑肌抑制药

子宫平滑肌抑制药又称抗分娩药,主要用于治疗痛经和防止早产。常用的子宫平滑肌抑制药物有利托君、硫酸镁、钙拮抗药、前列腺素合成酶抑制药。

利托君:该药为 β_2 受体激动药,可激动子宫平滑肌中的 β_2 受体,抑制子宫平滑肌收缩,使子宫活动减少。用于防治早产。常见不良反应有心率加快、心悸、血压升高等,有严重心血管疾病患者禁用。可引起高血糖、低血钾,糖尿病患者禁用。妊娠不足 20 周及分娩时禁用。用药时密切监测孕妇心率、血压和胎心音,若有病情变化,及时调整滴速或停药。

讨论与思考

患者,女,30 岁,头胎,孕期 40^{+3} 周,经产科检查符合顺产要求,但在分娩过程中出现子宫收缩无力。请问:该产妇应用什么药物?使用该药物应注意什么?

(杨孟欢)

第14章

血液与造血系统药

学习要点

1. 促凝血药(维生素 K、氨甲苯酸、垂体后叶素)、抗凝血药(肝素、香豆素类)、抗贫血药(铁剂)的作用、应用、不良反应和用药护理。
2. 枸橼酸钠、链激酶和尿激酶的作用特点和应用。
3. 叶酸、维生素 B_{12}、右旋糖酐的作用、应用、不良反应和用药护理。

血液凝固是由多种凝血因子参与的一系列蛋白质的有限水解活化反应。凝血因子大多在肝合成,其中凝血因子 II、VII、IX、X 的合成需要维生素 K 的参与。血浆中也存在天然的抗凝血物质,如抗凝血酶 III、蛋白 C、蛋白 S、肝素辅助因子 II 等,发挥抗凝作用。常用的作用于血液系统的药物包括:促凝血药、抗凝血药、抗贫血药和血容量扩充药。

第一节 促凝血药

促凝血药是用于治疗因凝血因子缺乏、血小板减少或纤溶功能亢进等所致凝血功能障碍的一类药物。常用药物有:维生素 K、氨甲苯酸、垂体后叶素等。

一、维生素 K

维生素 K 广泛存在于自然界。维生素 K_1 存在于植物中,K_2 主要由肠道细菌合成及来自腐败鱼粉,脂溶性高,需胆汁协助吸收。K_3、K_4 是人工合成品,水溶性高,可直接吸收。

1. 作用 维生素 K 是 γ-羧化酶的辅酶,参与肝内凝血因子 II、VII、IX、X 的合成。当维生素 K 缺乏时,肝只能合成无凝血活性的凝血因子前体物质,导致凝血障碍,引起出血。

2. 应用 临床常用于维生素 K 缺乏引起的出血,如梗阻性黄疸、胆瘘、慢性腹泻、早产儿、新生儿出血等患者,也用于长期使用广谱抗生素、香豆素类、水杨酸类等药物所致的出血。

3. 不良反应

(1)维生素 K 静脉注射过快可产生面部潮红、出汗、呼吸困难、胸痛、血压骤降。多用肌内注射。

(2)较大剂量使用维生素 K_3 可致早产儿、新生儿溶血性贫血、胆红素增高,甚至黄疸。对葡萄糖-6-磷酸脱氢酶缺乏者,可诱发急性溶血性贫血。肝功能不良者慎用。

4. 用药护理

(1)给药方法:维生素 K 一般采用肌内注射,必须静脉注射时,速度要慢,1min 不超过5mg。

(2)用药监护:静脉注射维生素 K 时,应密切观察患者情况,如有面部潮红、出汗、呼吸困难、胸闷、血压骤降等症状,应立即缓慢给药或停药。

(3)药物相互作用:维生素 K 注射液忌与环磷酰胺、垂体后叶素、异丙嗪、氯丙嗪等配伍;氨甲苯酸避免与避孕药合用,避免增加出血的危险。

(4)用药指导:维生素 K 对光敏感,需避光保存。肝硬化或肝癌晚期患者出血,维生素 K 无效。

二、氨甲苯酸和氨甲环酸

1. 作用　氨甲苯酸和氨甲环酸可竞争性抑制纤维蛋白溶酶原激活因子,从而抑制纤维蛋白的溶解,达到止血效果。

2. 应用　主要用于纤维蛋白溶解系统亢进引起的各种出血,如产后出血和前列腺、尿道、肺、肝、胰、甲状腺及肾上腺等富含纤溶酶原激活物质的脏器外伤或手术出血。也可用于链激酶和尿激酶过量所致的出血。对癌症、创伤及非纤溶亢进的出血无效。

3. 不良反应　不良反应少,使用过量可致血栓或诱发心肌梗死,故有血栓倾向或者有血管栓塞性疾病患者禁用或慎用。合用避孕药或雌激素的妇女发生血栓的风险增加。肾功能不全者慎用。

氨甲苯酸注射剂须用 5% 葡萄糖或生理盐水稀释后,缓慢静脉滴注。

三、垂体后叶素

1. 作用　垂体后叶激素包括缩宫素和加压素,是神经垂体分泌的激素。其中加压素可直接作用于血管平滑肌,使小动脉、小静脉及毛细血管收缩,在血管破损处形成凝血块,产生止血作用。同时加压素增加肾远曲小管和集合管对水的重吸收,减少尿量,发挥抗利尿作用,临床可用于尿崩症。

2. 应用　临床主要用于肺咯血、肝硬化门静脉高压所致的上消化道出血。加压素临床可用于尿崩症。

3. 不良反应　静脉注射过快,可出现面色苍白、心悸、胸闷、腹痛、血压升高、过敏反应等。

第二节　抗凝血药与溶栓药

一、抗凝血药

抗凝血药是指通过影响凝血因子,干扰凝血过程的某些环节,从而降低机体凝血功能的药物。主要药物有肝素、香豆素类等。

(一) 肝素

1. 作用

(1)抗凝作用:肝素口服无效,静脉注射肝素 10min 内可延长部分凝血活酶时间、凝血酶时间和凝血酶原时间,持续 3~4h。此外肝素还能抑制血小板的黏附和聚集。

(2)降血脂:肝素可促进脂蛋白酶和三酰甘油酶释放入血,加速乳糜微粒和极低密度脂蛋白的分解代谢,从而起到降血脂的作用。

重点提示

肝素在体内、体外均有迅速而强大的抗凝作用,对已经形成的血栓不能溶解。

2. 应用

(1)血栓栓塞性疾病:主要用于防治静脉血栓、肺栓塞、急性心肌梗死、脑梗死及周围动脉血栓栓塞,可防止血栓的形成和扩大。

(2)弥散性血管内凝血(DIC)早期:早期应用能避免纤维蛋白原和凝血因子的耗竭而发生继发性出血。用于胎盘早剥、恶性肿瘤溶解等引起的 DIC 早期。

(3)体外抗凝:心导管手术、体外循环、器官移植、血液透析等过程均需使用肝素抗凝。

3. 不良反应

(1)出血:肝素使用过量,易致自发性出血,表现为黏膜下出血、关节腔积血及伤口出血等。因此,使用肝素期间,应监测凝血时间或部分凝血活酶时间。轻者停药后可自行恢复。

重点提示

肝素所致严重出血者可用对抗剂硫酸鱼精蛋白缓慢静脉注射,鱼精蛋白携带正电荷与肝素结合后灭活肝素。

(2)血小板减少症:发生率为 5%~6%,停药后可恢复。

(3)其他:偶见过敏反应,如哮喘、发热、寒战、荨麻疹等。长期使用也可引起脱发、骨质疏松和自发性骨折。

(二)香豆素类药

香豆素类为人工合成的口服抗凝血药,常用的药物有双香豆素、华法林等。香豆素类的化学结构和维生素 K 相似,可竞争性拮抗维生素 K,抑制肝维生素 K 参与凝血因子的合成,对已经形成的凝血因子无效,体外无抗凝作用。

1. 作用与应用 与肝素相似,主要用于防治血栓栓塞性疾病,如静脉栓塞、肺栓塞、脑栓塞、心肌梗死、心脏瓣膜病、心瓣膜修补术或置换人工瓣膜、房颤等。临床防治静脉栓塞和肺栓塞,一般采用先肝素后华法林维持治疗的序贯疗法。

重点提示

香豆素类只具有体内抗凝作用,无体外抗凝作用。

2. 不良反应 口服过量可致自发性出血,重者可表现为颅内出血。给药 2d 后开始检测凝血酶原时间,若有出血应立即停药并缓慢静脉注射大量维生素 K 或输血补充凝血因子加以控制。

(三) 枸橼酸钠

枸橼酸钠为体外抗凝药,其枸橼酸根与 Ca^{2+} 形成难解离的络合物,从而降低血浆中 Ca^{2+} 浓度,使凝血过程受阻,从而发挥抗凝作用。输血时每 100ml 全血中加入 2.5% 枸橼酸钠 10ml,可防止血液凝固。

二、溶栓药

溶栓药是指能促进纤溶酶原转化为纤溶酶,使纤维蛋白降解而溶解血栓的药物,是目前临床预防和治疗血栓栓塞性疾病的重要药物。

链激酶和尿激酶:链激酶是第一代溶栓药,是从溶血性链球菌培养液提取的一种蛋白质,目前可用基因重组技术生产,易致过敏反应。尿激酶是从健康人新鲜尿液中提取的蛋白水解酶,现在也可用基因重组法制备,不引起过敏反应。

1. 作用　临床用于治疗血栓栓塞性疾病,静脉给药治疗动、静脉内新鲜血栓形成和栓塞,如急性肺梗死、心肌梗死早期、脑梗死早期和深部静脉血栓。在血栓形成不超过 6h 内用药,效果更佳。

2. 不良反应　主要不良反应为易引起出血和过敏反应,出血多发生在穿刺部位,严重者可用氨甲苯酸对抗。

第三节　抗贫血药

循环血液中红细胞数或血红蛋白量低于正常称为贫血。根据病因和发病机制不同可分为因铁缺乏所致的缺铁性贫血、叶酸或维生素 B_{12} 缺乏所致的巨幼红细胞性贫血和骨髓造血功能抑制所致的再生障碍性贫血。

一、铁 制 剂

铁是人体必需的元素,是构成血红蛋白、肌红蛋白、细胞色素及组织酶的重要组成部分。在妊娠、哺乳、婴儿等铁需要量增加,胃酸缺乏造成的吸收障碍,子宫功能性出血、钩虫病等慢性失血导致的铁丢失过多时,均易引起缺铁。缺铁形成小细胞低色素性贫血,即缺铁性贫血。

常用的铁剂有:口服铁剂有硫酸亚铁、枸橼酸铁铵、葡萄糖酸亚铁、富马酸亚铁等;注射铁剂有山梨醇铁、右旋糖酐铁等。

1. 作用　铁是红细胞成熟阶段合成血红素的必需物质。吸收到骨髓的铁,吸附在红细胞膜表面并进入线粒体与原卟啉结合,形成血红素,再与珠蛋白结合成为血红蛋白。

2. 应用　铁剂主要用于治疗各种原因所致的缺铁性贫血。对于慢性失血(如月经过多、消化性溃疡、痔疮出血、子宫肌瘤和钩虫病等)、营养不良、妊娠、儿童生长发育期等引起的缺铁性贫血。也可用于萎缩性胃炎、胃癌等胃肠吸收障碍引起的缺铁性贫血。用药 4~5d 网织红细胞上升,7~12d 达高峰,4~10 周血红蛋白接近正常。

重点提示

促进铁剂吸收的因素有:胃酸、维生素 C、食物中的果糖、半胱氨酸等。妨碍铁剂吸收的因素有:抗酸药、高钙、高磷酸盐、高鞣质食物、四环素等。

3. 不良反应　口服铁剂对胃肠道产生刺激,可致恶心、呕吐、腹泻、腹痛、便秘、黑粪等,宜饭后服用。引起便秘的原因是由于铁剂与肠内硫化氢结合,使肠蠕动的生理刺激物硫化氢减少所致。小儿误服 1g 以上铁剂即可引起急性中毒,表现为坏死性胃肠炎症状,可出现恶心、呕吐、腹痛、血性腹泻、头痛、头晕、呼吸困难、惊厥、休克,严重者可致死亡。

重点提示

急救措施用磷酸盐或碳酸盐溶液洗胃,并迅速以特殊解毒剂去铁胺灌胃或注射以结合体内残存的铁,形成无毒物质排出体外。

二、叶 酸

叶酸广泛存在于动、植物中,尤以绿叶蔬菜、肝、酵母含量较多。

1. 作用 叶酸进入人体后,被还原为具有活性的四氢叶酸,后者作为一碳单位的传递体,参与氨基酸和核酸的合成。当叶酸缺乏时,红细胞内的 DNA 合成受阻,细胞分裂增殖速度下降,红细胞停留在幼稚阶段,出现巨幼红细胞贫血。

2. 应用 用于各种巨幼红细胞性贫血。针对婴儿期、妊娠期对叶酸需求量增加所致的营养性巨幼红细胞性贫血,以叶酸为主,辅以维生素 B_{12};对于叶酸对抗药乙胺嘧啶、甲氨蝶呤等所致的巨幼红细胞性贫血,因二氢叶酸还原酶受抑制,四氢叶酸合成障碍,故需使用甲酰四氢叶酸钙治疗;对于缺乏维生素 B_{12} 所致的恶性贫血,叶酸仅能纠正异常血象,而不能改善神经损害症状,治疗时应以维生素 B_{12} 为主,叶酸为辅。

三、维生素 B_{12}

维生素 B_{12} 为水溶性维生素,广泛存在于动物内脏、蛋黄、牛奶中。药用的维生素 B_{12} 性质稳定。维生素 B_{12} 必须与胃壁细胞分泌的糖蛋白即"内因子"结合,才能免受胃液消化而进入空肠吸收。吸收后 90% 贮存在肝内。

1. 作用 维生素 B_{12} 为细胞分裂和维持神经组织髓鞘完整所必需。

(1)促进叶酸循环再利用:维生素 B_{12} 可促使同型半胱氨酸转变为甲硫氨酸,5-甲基四氢叶酸转化成四氢叶酸。维生素 B_{12} 缺乏时,叶酸再利用率下降,红细胞发育成熟受阻,出现与叶酸缺乏相似的巨幼红细胞贫血。

(2)维持有鞘神经纤维功能的完整性:维生素 B_{12} 能促进甲基丙二酰辅酶 A 转变为琥珀辅酶 A。维生素 B_{12} 缺乏时,甲基丙二酰辅酶 A 聚积,导致异常脂肪酸合成,影响正常神经髓鞘磷脂的合成,使神经髓鞘结构缺损,出现神经症状。

2. 应用 主要用于恶性贫血和巨幼红细胞性贫血。也可作为神经萎缩、神经炎、肝疾病、粒细胞减少、再生障碍性贫血的辅助治疗。

重点提示

口服维生素 B_{12} 需与胃黏膜壁细胞分泌的"内因子"结合形成复合物,才能在内因子保护下被肠壁吸收。当胃黏膜萎缩时,内因子分泌缺乏,肠道吸收维生素 B_{12} 障碍,此时应注射给药。

3. 用药护理

（1）给药方法：维生素 B_{12} 治疗恶性贫血应注射给药，铁剂应饭后口服减轻胃肠道刺激。

（2）用药指导：指导患者①口服铁剂，为避免铁剂腐蚀牙齿，应以吸管服药，服后及时漱口；②应提前告知患者，服用铁剂后可排出黑粪，不必惊慌。

第四节　血容量扩充药

血容量扩充药是一类能增加血容量、改善微循环、提高血浆胶体渗透压的高分子物质。临床最常用的血容量扩充药是右旋糖酐。根据分子量不同分为中分子右旋糖酐（右旋糖酐-70）、低分子右旋糖酐（右旋糖酐-40）和小分子右旋糖酐（右旋糖酐-10）。

一、作用与应用

1. 扩充血容量　临床常用中分子右旋糖酐，因其分子量较大，不易渗出血管，能有效提高血浆胶体渗透压，扩充血容量。用于出血性休克、创伤性休克、烧伤性休克等。

2. 抗凝及改善微循环　低、小分子右旋糖酐通过抑制血小板、红细胞及纤维蛋白的聚集，降低血液黏滞性，从而达到防止血栓形成和改善微循环的作用。临床主要用于各种休克导致的微循环障碍、弥散性血管内凝血、急性心肌梗死、心绞痛、脑血栓形成、静脉血栓、视网膜动静脉血栓等。

3. 渗透性利尿作用　小分子右旋糖酐从肾排出，产生渗透性利尿作用。可用于防治急性肾衰竭。

二、不良反应

1. 少数患者会出现过敏反应，也有严重者出现过敏性休克。故初次使用应严密观察 5~10min。

2. 剂量过大或连续使用可引起凝血障碍和出血。

讨论与思考

患者，女，38 岁，面色苍白、感疲乏无力，入院检查后诊断为功能性子宫出血导致贫血。请问：①这是什么性质的贫血？②在治疗原发病的同时，应给予患者什么药物对贫血进行治疗？③用药注意事项有哪些？

（张婷婷）

第15章

维生素与调节水、电解质和酸碱平衡药

学习要点
1. 常用维生素的作用及应用。
2. 氯化钠、氯化钾和碳酸氢钠的作用及用药护理。

第一节　维　生　素

维生素是人和动物为维持正常的生理功能而必须从食物中获得的一类微量有机物质,在人体生长、代谢、发育过程中发挥着重要的作用。该类药物主要用于各种维生素缺乏症的治疗或与其他药物配合使用,以增强药物疗效或降低毒副作用。维生素可分为脂溶性维生素和水溶性维生素两大类。前者包括维生素 A、维生素 D、维生素 E、维生素 K 等;后者包括 B 族维生素(维生素 B_1、维生素 B_2、维生素 B_6、维生素 B_{12}、维生素 PP 等)和维生素 C(表 15-1)。

表 15-1　各类维生素的应用与不良反应

脂溶性维生素		
种类	应用	不良反应
维生素 A	主要用于干眼病、夜盲症、角膜软化症、皮肤干燥、皮肤粗糙和烫伤、冻伤、溃疡的局部用药,还用于血中凝血酶原及抗坏血酸大量应用出现的代谢障碍	偶见胃肠道功能紊乱。高维生素 A 血症、高维生素 D 血症、高钙血症、高尿钙症者、肾功能不全、铁蓄积、铁利用紊乱者禁用
维生素 D	用于预防和治疗维生素 D 缺乏症,如佝偻病、软骨症等;治疗代谢性维生素 D 缺乏症,特别是伴有慢性肾功能衰竭患者;防治骨质疏松等	长期过量服用可出现中毒,早期表现为骨关节疼痛、肿胀、皮肤瘙痒、口唇干裂、发热、头痛、呕吐、腹泻、恶心等。维生素 D 增多症、高钙血症、高磷血症伴肾性佝偻病患者禁用

续表

脂溶性维生素		
种类	应用	不良反应
维生素 E（生育酚）	用于治疗不孕症、习惯性流产及更年期障碍，进行性肌营养不良，心肌病，间歇性跛行及动脉粥样硬化等的防治	长期大剂量摄入可增加出血性卒中发生危险并可能会促进氧化，妨碍其他脂溶性维生素的吸收和功能

水溶性维生素		
种类	应用	不良反应
维生素 B_1（硫胺素）	治疗或预防维生素 B_1 缺乏所导致的硫胺综合征如脚气病、醇中毒性多发性神经系统疾病	口服过量出现头痛、疲倦、烦躁、腹泻、水肿；肌内注射会致过敏反应，严重者可能发生过敏性休克
维生素 B_2（核黄素）	用于治疗因核黄素缺乏引起的唇炎、舌炎、脸部脂溢性皮炎等	服用后尿呈黄色，但不影响继续用药
维生素 B_6（吡哆素）	防治妊娠呕吐和放射病呕吐，还可用于新生儿遗传性维生素 B_6 依赖综合征，预防贫血和智力减退	长期、过量应用本品可致严重的周围神经炎，出现神经感觉异常、步态不稳、手足麻木
维生素 B_{12}（钴胺素）	作为治疗恶性贫血及巨幼细胞性贫血的辅助用药，还可用于神经炎、神经萎缩、神经痛、肝炎、肝硬化等的辅助治疗	偶可引起皮疹、瘙痒、腹泻及过敏性哮喘，极个别有过敏性休克
维生素 C（抗坏血酸）	用于预防和治疗坏血病、控制特发性高铁血红蛋白血症，防止白内障和视网膜黄斑变性等	长期应用大量维生素 C 偶可引起尿酸盐、半胱氨酸盐或草酸盐结石。快速静脉注射可引起头晕、昏厥

用药护理如下。

1. 动脉硬化、心功能不全、高胆固醇血症、高磷血症、对维生素 D 高度敏感及肾功能不全患者慎用维生素 D。苯巴比妥、苯妥英、扑米酮等可减弱维生素 D 的作用；硫糖铝、氢氧化铝可减少维生素 D 的吸收；正在使用洋地黄类药物的患者，应慎用维生素 D；大剂量钙剂或利尿药与维生素 D 同用，可发生高钙血症；大量含磷药物与本品同用，可发生高磷血症。

（重点提示）

维生素 D 缺乏性手足搐搦症又称佝偻病性低钙惊厥或婴儿手足搐搦症，多见于 2 岁以下小儿，治疗原则首先控制惊厥，解除喉痉挛，迅速补充钙剂（可静脉滴注或缓慢静脉推注），使血钙快速升至正常，然后给予维生素 D，使血钙、磷代谢恢复正常。

2. 因维生素 E 与阿司匹林都能降低血液黏稠度，所以当两药同服时，应根据具体情况调整服用剂量；维生素 E 应避免与双香豆素及其衍生物同用，以防止低凝血酶原血症发生。

3. 维生素 B_1 遇碱性药物如碳酸氢钠、枸橼酸钠等可发生变质，且不宜与含鞣质的中药和食物合用。肠胃外大剂量应用维生素 B_1 产生的过敏性休克可用肾上腺素治疗。

4. 维生素 B_2 宜饭后服用。维生素 B_2 不宜与甲氧氯普胺合用。防治维生素 B_2 缺乏症时，因常伴有 B 族其他维生素缺乏,故推荐应用复合维生素 B。

5. 对维生素 B_6 过敏者禁用,过敏体质者慎用。

> **重点提示**
>
> 　　肝性脑病患者禁用维生素 B_6,因其可使多巴在外周神经处转为多巴胺,影响多巴进入脑组织,减少中枢神经系统的正常递质传递。

6. 维生素 B_{12} 可致过敏反应,甚至过敏性休克,不宜滥用;痛风患者使用本品可能发生高尿酸血症。避免与氯霉素合用。

7. 半胱氨酸尿症、痛风、高草酸盐尿症、草酸盐沉积症、尿酸盐性肾结石、糖尿病(因维生素 C 可能干扰血糖定量)、葡萄糖-6-磷酸脱氢酶缺乏症、血色病、铁粒幼细胞性贫血或地中海贫血、镰形红细胞贫血等患者应慎用维生素 C。长期大量服用突然停药,有可能出现坏血病症状,故宜逐渐减量停药。

第二节　调节水、电解质与酸碱平衡药

　　水和电解质广泛分布在细胞内外,参与体内许多重要的功能和代谢活动,对正常生命活动的维持起着非常重要的作用。体内水和电解质的动态平衡是通过神经、体液的调节实现的。临床上常见的水与电解质代谢紊乱有高渗性脱水、低渗性脱水、等渗性脱水、水肿、水中毒、低钾血症和高钾血症。

一、氯 化 钠

1. 作用

(1)Na^+ 是维持细胞外液渗透压和容量的重要成分。

(2)正常浓度的 Na^+ 是维持组织细胞兴奋性和神经肌肉应激性的必要条件。

(3)Na^+ 还以碳酸氢钠的形式组成体液缓冲系统,对调节体液的酸碱平衡具有重要作用。

2. 应用

(1)用于出汗过多、剧烈吐泻、大面积烧伤、利尿过度所致的低钠综合征。

(2)出血过多又无法输血时,可输入 0.9% 氯化钠注射液,短暂维持血容量。

(3)用于慢性肾上腺素皮质功能不全(艾迪生病)的治疗。

(4)0.1% ~ 0.2% 的溶液口服可防中暑,0.9% 的溶液用于眼、伤口的冲洗,还可作注射用药的溶剂或稀释剂。

3. 不良反应　输入过量可致高钠血症,引起组织水肿等,对酸中毒者可致高氯酸血症。故心、脑、肾功能不全者,重症高血压,血浆蛋白过低者慎用,肺水肿患者禁用;高氯性酸中毒者宜采用复方氯化钠注射液(含氯化钠、氯化钾和氯化钙);禁止与能量合剂、乳糖酸红霉素、乳酸钠配伍。

二、氯 化 钾

1. 作用及应用　钾离子是细胞内的主要阳离子,能维持细胞内液渗透压。与细胞外氢离子交换,参与调节酸碱平衡。是维持神经肌肉兴奋性和心肌正常功能所必需的物质。临床用于各种原因所引起的低血钾症和强心苷中毒所致的过速性心律失常。

2. 不良反应　主要不良反应是局部疼痛、坏死、高血钾等。与给药方法、浓度有关。

3. 用药护理

(1)明确补钾原则"见尿补钾"等,肾功能严重损害者、尿少或尿闭未得到改善及血钾过高的病人禁用。口服或经鼻胃管给药是首选的给药途径,不主张静脉推注。口服有较强的刺激性,宜稀释后饭后服用,建议选用氯化钾缓释片。掌握重度低钾指征为血清钾<2.5mEq/L,伴有无力、心律不齐、麻痹、呼吸衰竭、精神异常、肠梗阻、横纹肌溶解等。氯化钾合剂含50%葡萄糖,糖尿病患者慎用。

(2)静脉滴注过快可致心律失常甚至心脏停搏而死亡,故速度宜慢,溶液浓度一般不超过0.2%～0.4%,静脉滴注过程中应监测病人心率和血钾。静脉用药外漏可致局部组织坏死,每2小时检查外周静脉穿刺点有无液体渗出。

三、口服补液盐(ORS)

1. 作用及应用　口服补液盐用于补充 Na^+、K^+、HCO_3^-、糖和液体,称为口服补液疗法。用于腹泻和呕吐引起的急性脱水和电解质紊乱,尤其对急性腹泻脱水疗效显著,也常用于静脉补液后的维持疗法。

重点提示

　口服补液盐的张力是2/3张。具体配制:NaCl 2.6g+枸橼酸钠2.9g+KCl 1.5g+葡萄糖13.5g,加水至1000ml,总渗透压为245mOsm/L。

2. 不良反应与用药护理　腹泻停止,立即停用,以防出现高钠血症。心功能不全、高钾血症、急慢性肾衰竭病人禁用。应用凉开水冲服,不能用沸水。

四、碳酸氢钠

1. 作用与应用

(1)纠正代谢性酸中毒:静脉滴注,作用迅速,疗效确切,为首选药。

(2)碱化尿液:经肾排泄时使尿液碱化,用于偏酸性药物如巴比妥类中毒时解救(加速其排泄)、防止磺胺类药物在泌尿道析出结晶、增强氨基糖苷类抗生素治疗泌尿道感染的疗效。

(3)降低血钾:碳酸氢钠升高血液的 pH,K^+ 在 pH 高时由细胞外进入细胞内,从而使血钾降低。

重点提示

　患者口腔存在真菌感染时,可选用1%～4%碳酸氢钠作漱口液。

2. 不良反应　对局部组织有刺激性,注射时切勿漏出血管。碳酸氢钠可加重钠水潴留、缺钾等。过量可致代谢性碱中毒。充血性心力衰竭、急慢性肾衰竭、缺钾的病人慎用。

重点提示

解救敌百虫中毒时,不宜用碱性溶液洗胃,因敌百虫遇碱可转化为毒性作用更强的敌敌畏,故敌百虫中毒患者进行洗胃时禁用碳酸氢钠溶液。

五、乳 酸 钠

乳酸钠进入体内后,其乳酸根在有氧条件下,经肝转化为碳酸氢根,故可用于治疗代谢性酸中毒。作用不及碳酸氢钠迅速。对高钾血症或普鲁卡因胺、奎尼丁等引起的心律失常伴有酸中毒者,以乳酸钠治疗为宜。过量可引起碱血症,休克、缺氧、肝功能不良及乳酸性酸中毒者不宜使用。

重点提示

对于急腹症患者,应抗感染、抗休克,纠正水、电解质、酸碱平衡紊乱,纠正营养失调;禁用吗啡类止痛药,禁饮食,禁腹泻药,禁止灌肠。

讨论与思考

患者,女,68 岁。患大叶性肺炎,高热昏迷 10d,10d 内给予大量抗生素治疗。近日发现其口腔黏膜破溃,创面上附着白色膜状物,拭去附着物可见创面轻微出血。经诊断该患者口腔病变原因为真菌感染,请问为该患者口腔护理时,最适宜的漱口液是什么?

实践 15-1 氯化钾的用药护理

【实践目的】 通过案例分析,更好地掌握氯化钾的用药护理。

【实践材料】 地高辛片说明书;临床病例若干份。

【实践方法】 患者,男,65 岁。患充血性心力衰竭 3 年,近日在使用地高辛时自行加量至每天 0.5mg、每天 1 次,出现厌食、恶心、呕吐、腹泻、头痛、眩晕、视物模糊,伴心悸并逐渐加重入院。诊断为室性心动过速。给予药物:5% 葡萄糖注射液 500ml+10% 氯化钾注射液 15ml+注射用门冬氨酸钾镁 4.0g,每天 1 次,静脉滴注。

1. 学生以小组为单位,根据用药案例,讨论分析。

2. 每小组推选 1 名学生代表发言,其他各级同学提问。

3. 教师点评、总结。

【结果与评价】

实训项目	结果	学生评价 (优、良、一般、差)	教师评价 (优、良、一般、差)	总评 (优、良、一般、差)
案例分析	用药合理性及分析			

【讨论】　选用上述药物治疗的理论依据是什么？说出氯化钾的主要不良反应及用药护理。

（徐　静）

第16章

激素及相关类药物

学习要点

1. 激素类药物（糖皮质激素、甲状腺激素、抗甲状腺药、胰岛素和口服降血糖药、性激素类药）所包含的药物名称。

2. 各类激素类药物的作用、应用、不良反应和用药护理。

第一节　肾上腺皮质激素类药

肾上腺皮质激素是由肾上腺皮质合成与分泌，包括盐皮质激素、糖皮质激素和少量的性激素。其中糖皮质激素临床最为常用，通常所说的肾上腺皮质激素主要指糖皮质激素。临床用途极为广泛，种类繁多，按其半衰期分为短效（可的松、氢化可的松）、中效（泼尼松龙、甲泼尼龙）、长效（地塞米松、倍他米松）和外用类（氟轻松）等。剂型包括注射粉剂、水剂、胶囊、片剂、霜剂、膏剂、气雾剂等，可采用口服、注射、外用、气雾吸入等这种方式给药。

> **重点提示**
>
> 可的松、泼尼松需在肝内转化为氢化可的松、泼尼松龙才能发挥药理作用，故严重肝功能不全的患者应选用氢化可的松或泼尼松龙。

一、作　用

糖皮质激素生理剂量主要发挥生理效应，能调节糖、脂肪、蛋白质代谢和水电解平衡。大剂量则产生"四抗"等药理作用。

1. **抗炎作用**　对各种原因引起的炎症和炎症各期均有强大的抑制作用，能缓解炎症所引起的红、肿、热、痛等症状，并能防止瘢痕和粘连形成，减轻炎症后遗症状。同时还能降低下丘脑体温调节中枢对内热源的敏感性，具有迅速良好的解热作用。其抗炎作用与阿司匹林不同。

2. **抗免疫作用**　对细胞免疫、体液免疫以及免疫过程的多个环节均有抑制作用，为常用的免疫抑制药。

3. 抗毒作用　能提高机体对细菌内毒素的耐受力,减轻细菌内毒素对机体的损害和毒血症状。

> **重点提示**
>
> 糖皮质激素不能中和及破坏细菌内毒素,对外毒素无作用,也无抗病毒作用。

4. 抗休克作用　糖皮质激素除具有抗炎、抗毒、抗免疫等作用外,还能改善微循环,减少心肌抑制因子形成,产生抗休克作用。

5. 对物质代谢的影响

(1)糖代谢:能增加肝、肌糖原含量和升高血糖。

(2)蛋白质代谢:能加速蛋白质分解,抑制蛋白质合成,造成负氮平衡。长期使用可致生长减慢、肌肉消瘦、皮肤变薄、骨质疏松、淋巴组织萎缩和伤口愈合延缓等。

(3)脂肪代谢:能促进脂肪分解,抑制脂肪合成。长期使用能升高血胆固醇含量,并激活四肢皮下的脂酶,使四肢脂肪减少,重新分布于面部、胸、背及臀部,形成向心性肥胖。

(4)水和电解质代谢:长期大量应用有保钠排钾、排钙作用,引起水钠潴留、低血钙,并可致骨质脱钙及骨质疏松。糖皮质激素能引起低血钾、低血钙,应注意补钾和钙。

6. 对血液和造血系统的影响　能刺激骨髓造血功能,使红细胞、血红蛋白、血小板、纤维蛋白原增多;加快骨髓中性粒细胞释放入血而使中性粒细胞数量增加。而血液中淋巴细胞、单核细胞和嗜酸性粒细胞计数明显减少。

7. 其他作用

(1)对中枢神经系统的影响:能提高中枢神经系统兴奋性,出现欣快、不安、激动、失眠,甚至产生焦虑、抑郁及不同程度的躁狂等异常行为,也可诱发癫痫发作或精神失常。

(2)对胃肠道的影响:可增加胃酸及胃蛋白酶的分泌,增强食欲,促进消化。同时,减少胃黏液分泌,使胃黏膜自我保护与修复能力降低。

二、应　用

1. 替代疗法　用于急、慢性肾上腺皮质功能减退症(阿狄森病)、垂体前叶功能减退及肾上腺次全切除术后作替代疗法。

2. 严重感染或炎症　①治疗严重急性感染,如中毒性菌痢、暴发型流行性脑膜炎、中毒性肺炎、重症伤寒、SARS 及败血症等;②防止某些炎症后遗症,如结核性脑膜炎、脑炎、心包炎、风湿性心瓣膜炎、损伤性关节炎、睾丸炎以及烧伤后瘢痕挛缩等。

> **重点提示**
>
> 糖皮质激素抗炎但不抗菌,反而降低机体免疫力,用于治疗严重感染时应合用足量有效抗菌药。停药时先停激素,后停抗菌药,以免感染扩散。

对病毒性感染一般不主张应用糖皮质激素,但当严重病毒感染(如严重的传染性非典型肺炎、病毒性肝炎、流行性腮腺炎和乙型脑炎)所致病变和症状已对机体构成严重威胁时,需用糖皮质激素迅速控制症状,防止或减轻并发症和后遗症。

3. 免疫相关疾病及过敏反应 ①治疗自身免疫性疾病如肾病综合征、风湿及类风湿关节炎、系统性红斑狼疮等,可缓解症状,但不易根治,宜采用综合治疗措施;糖皮质激素是治疗系统性红斑狼疮的首选药;②可用于治疗于荨麻疹、枯草热、血清病、血管神经性水肿、支气管哮喘及过敏性鼻炎等过敏性疾病;③器官移植排斥反应。

4. 抗休克 用于治疗感染性休克、过敏性休克和低血容量性休克。特别适用于抢救感染性休克,帮助病人度过危险期。对过敏性休克,糖皮质激素仅为辅助治疗,抢救的首选药为肾上腺素。

5. 血液病 用于治疗急性淋巴细胞性白血病、再生障碍性贫血、过敏性紫癜等,但停药后易复发。

6. 皮肤病 局部用药治疗接触性皮炎、湿疹、银屑病等皮肤疾病。

三、给药方法

1. 大剂量突击疗法 对重度感染性疾病及各种休克,常用氢化可的松 200~300mg,临床用时以等渗氯化钠溶液或 5% 葡萄糖溶液 500ml 稀释静脉滴注,1d 量可达 1g 以上,疗程不超过 3d。同时配合抗感染、抗休克治疗。

2. 一般剂量长期疗法 对结缔组织病、肾病综合征、顽固性支气管哮喘。口服泼尼松龙,开始每天 20~40mg,分 3~4 次。维持量每天 5mg。

3. 小剂量替代疗法 对垂体前叶功能减退、阿狄森病及肾上腺皮质次全切除术后,常用氢化可的松每天 10~20mg 维持治疗。

4. 隔日疗法 对慢性疾病需长期使用激素治疗的患者,常选用中效类药物泼尼松龙或甲泼尼龙,将 2d 的总药量在隔日的清晨一次给药。

5. 局部应用 用于治疗湿疹、接触性皮炎等,常用氟轻松、曲安奈德软膏或霜剂等。

糖皮质激素的分泌具有昼夜节律性(图 16-1),即每日上午 8-10 时为分泌高峰,随后逐渐下降,午夜 12 时为低谷。上午 8 时左右糖皮质激素对下丘脑和脑垂体的负反馈作用最强,此时应用糖皮质激素类药物,顺应内源性负反馈,可降低不良反应。

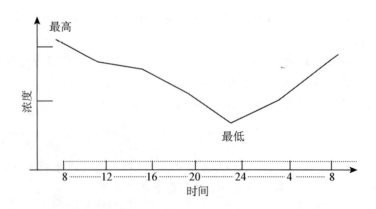

图 16-1 氢化可的松在人体血液中 24h 变化规律

四、不良反应

糖皮质激素不良反应多,尤其在大剂量长期应用时,临床用药应权衡利弊,慎重选用,注意观察。

1. 类肾上腺皮质功能亢进症(库欣综合征) 长期大量应用糖皮质激素可出现水肿、低血钾、高血糖、高血压、皮肤变薄、满月脸、水牛背、向心性肥胖、多毛、痤疮、肌无力、肌萎缩和肌痛等症状(图 16-2)。

2. 医源性肾上腺皮质功能减退症 长期应用超生理剂量的糖皮质激素,由于外源性糖皮质激素反馈性抑制腺垂体促皮质激素的分泌,使内源性皮质激素释放减少及肾上腺皮质萎缩,如骤然停药或减量过快,可出现食欲缺乏、恶心、体重减轻、肌肉无力、肌肉或关节痛、低血压、低血糖、心跳快、嗜睡等症状,甚至会出现反跳现象而致原病复发或加重。

糖皮质激素停药原则:①停药时逐渐减量停药;②停药前后补充促肾上腺上皮质激素(ACTH),连续应用 7d 左右;③出现停药反应等应激情况可先予以足量糖皮质激素,待症状控制后再逐渐减量。

3. 诱发或加重感染 长期应用可使体内潜在的感染灶扩散或诱发加重感染。

4. 消化系统并发症 可诱发或加重消化性溃疡,宜加服抗酸药及胃黏膜保护药。

5. 心血管系统并发症 可诱发高血压和动脉粥样硬化,还可引起脑卒中、高血压性心脏病、血管脆性增加等。必要时加用抗高血压药。

6. 骨质疏松及椎骨压迫性骨折,伤口愈合迟缓 骨质疏松多见于儿童、绝经期妇女和老人,严重者可发生自发性骨折,应采取相应的防护措施,并加服维生素 D 和钙剂。可使伤口愈合延缓及影响儿童的生长发育。

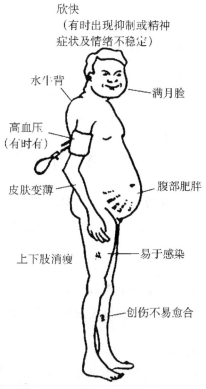

图 16-2 长期应用糖皮质激素的不良反应

7. 精神异常 可引起多种形式的行为异常,甚至精神病症状,也可诱发癫痫发作。儿童用大剂量时易发生惊厥。

8. 白内障和青光眼 能诱发白内障、青光眼或使青光眼恶化。

9. 畸胎 孕妇早期应用可致畸胎或新生儿皮质功能低下。

五、用药护理

1. 定期检查 长期应用糖皮质激素,应定期检查以下项目:①血糖、尿糖或糖耐量试验,尤其是有糖尿病或糖尿病倾向者;②小儿应定期监测生长和发育情况;③眼科检查,注意白内障、青光眼或眼部感染的发生;④水电解质和大便隐血;⑤高血压和骨质疏松的检查。

2. **禁忌证**　糖皮质激素类药临床用途较多,不良反应也多,用药要全面分析,权衡利弊,慎重选用,切忌滥用。糖皮质激素类药禁用于抗微生物药不能控制的感染(如病毒、真菌感染等)、活动性消化道溃疡、糖尿病、严重高血压、严重精神失常和癫痫、新近胃肠吻合术后、骨折和创伤恢复期、孕妇等。

> **重点提示**
>
> 用药期间给予低盐、低糖、低脂、高蛋白饮食,多食含维生素 D、钙和钾盐丰富的食物。

讨论与思考

患者,女,42 岁,3 年前患有肺结核病,经抗结核病药联合化疗痊愈。3d 前开始有恶心、呕吐、腹胀、腹痛等症状,1d 前加重并出现头痛、高热、全身不适等症状。实验室检查:肥大反应呈阳性。诊断为重症伤寒。请问:①用何药治疗? 为什么? ②如何做好用药护理。

第二节　甲状腺激素与抗甲状腺药

甲状腺激素包括三碘甲状腺原氨酸(T_3)和四碘甲状腺原氨酸(T_4、甲状腺素),是维持机体正常代谢,促进生长发育所必需的激素。

一、甲状腺激素

临床常用的甲状腺激素类药由家畜的甲状腺体脱脂、干燥、研碎而得,含 T_3 和 T_4,以 T_4 为主,其作用时间长,每天仅需用药一次。药物可通过胎盘,也可进入乳汁,妊娠和哺乳期妇女慎用。

(一)作用

1. **维持正常生长发育**　能促进蛋白质合成、骨骼生长及神经系统的发育,为人体正常生长发育所必需激素,出生后最初的 4 个月内作用最为明显。甲状腺功能低下时,婴幼儿可致呆小病(克汀病);成年人可引起黏液性水肿。

2. **促进代谢和产热**　能促进蛋白质、糖、脂肪代谢,加速物质氧化,使耗氧量增加,基础代谢率升高,产热量增多。

3. **维持神经系统功能和心血管效应**　能维持中枢神经和交感神经兴奋性,提高心血管对儿茶酚胺类的敏感性。

(二)应用

1. **治疗呆小症**　对婴幼儿的治疗越早越好,若尽早诊治,发育仍可恢复正常;若治疗过晚,躯体虽可发育正常,但智力仍然低下。

2. **治疗黏液性水肿**　可消除患者水肿、脉缓、困倦等症状。常选甲状腺素片,从小剂量开始,逐渐增至足量,2~3 周后如基础代谢率恢复正常,可逐渐减至维持量。

3. **防治单纯性甲状腺肿**　给予适量甲状腺激素,以补充内源性激素的不足,并可抑制促甲状腺激素分泌,减轻甲状腺组织的代偿性增生。

(三)不良反应

过量可引起甲状腺功能亢进症的临床表现,如心悸、多汗、失眠、手震颤、体重减轻等,重者可出现腹泻、呕吐、发热、脉搏快而不规则、心绞痛和心力衰竭等。

(四)用药护理

1. 用药期间护士应严格执行医嘱,注意观察病人体温、脉搏、体重、消化功能等情况,重点监测心率和心律。发现异常及时报告医生做相应处理。

2. 老年人及伴循环系统严重疾病的病人须慎用,因可诱发心绞痛、心功能不全、心律失常和心肌梗死,故需严密观察,一旦发生立即停药,必要时用 β 受体阻断药对抗,停药 1 周后再从小剂量开始应用。

3. 糖尿病、冠心病、快速型心律失常、肾上腺皮质功能低下者禁用,孕妇、哺乳期妇女慎用。

二、抗甲状腺药

甲状腺功能亢进症简称甲亢,是由各种原因引起循环中甲状腺激素异常增多而出现以全身代谢亢进为主要特征的一类疾病。目前治疗措施主要有药物治疗、放射性碘治疗及手术治疗。常用的抗甲状腺药有硫脲类、碘和碘化物、放射性碘和 β 受体阻断药四类。

(一)硫脲类

常用药物有丙基硫氧嘧啶、甲巯咪唑(他巴唑)和卡比马唑(甲亢平)等。

1. 作用

(1)抑制甲状腺激素的合成:抑制过氧化物酶,阻止酪氨酸的碘化以及碘化酪氨酸的缩合,从而抑制 T_3 和 T_4 的合成。丙硫氧嘧啶还能抑制周围组织的 T_4 脱碘生成 T_3,并能迅速降低血清中生物活性较高的 T_3 水平,在甲状腺危象、重症甲状腺功能亢进症、妊娠甲状腺功能亢进症时常列为首选药。

(2)免疫抑制作用:能抑制免疫球蛋白的合成,使血液中甲状腺刺激性免疫球蛋白下降。

2. 应用

(1)甲状腺功能亢进症的内科治疗:适用于轻度、不宜手术和放射性碘治疗的甲状腺功能亢进症,可作为放射性碘治疗的辅助治疗。用药后 2~3 周症状开始减轻,1~3 个月基础代谢率恢复正常,疗程 1~2 年。

(2)甲状腺功能亢进症术前准备:对需做甲状腺次全切除手术的患者,手术前服用硫脲类至甲状腺功能恢复正常,以减少麻醉和手术后的并发症及术后甲状腺危象的发生。术前 2 周再服用大剂量的碘,使腺体缩小、变韧,以减少出血,利于手术进行。

(3)甲状腺危象的综合治疗:甲状腺功能亢进症患者由于精神刺激、感染、手术、外伤等诱因,使甲状腺激素突然大量释放入血,导致病情恶化,病人出现高热、心力衰竭、肺水肿、电解质紊乱等而危及生命,称甲状腺危象。在使用大剂量碘剂阻止甲状腺激素的释放和对症治疗的同时,用大剂量(约为治疗剂量的 2 倍)硫脲类阻止甲状腺素合成。疗程一般不超过 1 周。

3. 不良反应

(1)粒细胞缺乏症:为最严重的不良反应,发生率为 0.3%~0.6%,多在用药后 2~3 个月发生,老年人较易发生。

(2)消化道反应:表现为厌食、呕吐、腹痛、腹泻等。

（3）过敏反应：最常见，多为皮疹、发热、荨麻疹等轻度过敏反应。

（4）甲状腺肿和甲状腺功能减退：剂量过大可引起腺体代偿性增生，腺体增大、充血，及时停药后可自愈，严重者产生压迫症状。

4. 用药护理

（1）高度警惕粒细胞缺乏症，病人出现咽痛、发热、肌痛、乏力等症状时应及时报告医生。还应注意观察有无感染征象，必要时进行保护性隔离，预防交叉感染，并加用抗微生物药物。

（2）定期检查血象，低于 $3.0×10^9/L$ 应立即停药。

（3）磺胺类、保泰松、维生素 B_{12}、磺酰脲类等有抑制甲状腺功能的作用，与硫脲类同用，可增强抗甲状腺效应。碘剂可明显延缓硫脲类起效时间，用硫脲类之前应避免应用碘剂。

（4）因硫脲类易进入乳汁和通过胎盘，妊娠妇女慎用，哺乳期妇女禁用。甲状腺癌、结节性甲状腺肿合并甲亢等患者禁用。

（二）碘及碘化物

常用药物有复方碘溶液（又称卢戈液，含碘 5%、碘化钾 10%）、碘化钾、碘化钠等。

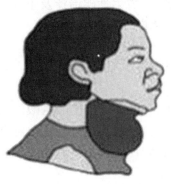

1. 作用及应用　不同剂量的碘化物对甲状腺功能产生的作用不同。

（1）防治单纯性（地方性）甲状腺肿：小剂量碘是合成甲状腺激素的原料。缺碘地区在食盐中加入碘化钾或碘化钠（1∶100 000～1∶10 000）用于防治单纯性（地方性）甲状腺肿（图 16-3）。

（2）甲状腺功能亢进症术前准备：大剂量碘能抑制 TSH 促进腺体增生的作用。甲状腺功能亢进症术前 2 周服用大剂量碘剂，使腺体缩小、变韧，利于手术进行，减少术中出血。

（3）甲状腺危象：大剂量碘能抑制甲状腺球蛋白水解酶，减少甲状腺激素释放，产生抗甲状腺的作用。可将碘化物加到

图 16-3　单纯性甲状腺肿患者

10% 葡萄糖溶液中静脉滴注或服用复方碘溶液，作用迅速，在 2 周内逐渐停药，需同时配合硫脲类药物治疗。

2. 不良反应　主要不良反应有咽喉不适、口内金属味及过敏反应如发热、皮疹、皮炎、血管神经性水肿等，严重可发生喉头水肿。长期使用可致慢性碘中毒或诱发甲状腺功能紊乱。

3. 用药护理

（1）用药前应询问病人有无碘过敏史并进行皮试，用药时注意观察并叮嘱家属注意。轻度过敏一般停药后可消退，大量饮水可促进碘排泄，必要时给予抗过敏治疗。

（2）口服碘及碘化物制剂应于饭后服药，以减轻胃肠刺激；也可用果汁、牛奶等饮料稀释，以减少刺激，增加可口性；用吸管服用可避免刺激性气味以及对牙齿的侵蚀。

（3）碘化物能进入乳汁并能通过胎盘，引起新生儿甲状腺肿，严重者可压迫气管而致命，故孕妇与哺乳期妇女慎用。

（4）与血管紧张素转化酶抑制药及保钾利尿药合用后易致高钾血症，应监测血钾。

（三）放射性碘

放射性碘（^{131}I）可释放 99% 的 β 射线和 1% 的 γ 射线。口服后被甲状腺摄取，释放的 β 射

线射程较短,能破坏 2 mm 左右的甲状腺滤泡上皮细胞,使甲状腺激素合成减少,而对周围组织和器官影响很小。作用缓慢,一般用药 1 个月见效,3~4 个月甲状腺功能可恢复正常。主要用于年龄在 30 岁以上中度甲状腺功能亢进症患者及对抗甲状腺药物过敏者和长期药物治疗无效或治疗后复发者、不宜手术或术后复发患者的治疗。

用药护理如下。

1. 严格限制 ^{131}I 适应证,用药剂量个体化,防止出现永久性甲状腺功能减退。

2. 告知病人在治疗期间和以后数月内要避孕,并禁用于妊娠甲状腺功能亢进症病人。儿童处于生长发育期,对辐射更为敏感,^{131}I 禁用于儿童、重症甲状腺功能亢进症、哺乳期妇女。

3. 在用药期间,应避免精神刺激,预防感染,否则易诱发危象。用 ^{131}I 前 2~4 周应避免用碘剂及其他含碘食物。

(四)β 受体阻断药

β 受体阻断药以阿替洛尔、美托洛尔等较为常用。主要通过阻断 β 受体,减轻甲状腺功能亢进症病人交感-肾上腺系统的兴奋症状,还可抑制甲状腺激素分泌及外周组织 T_4 脱碘成为 T_3 而治疗甲状腺功能亢进症。适用于不宜手术、不宜应用抗甲状腺药物及 ^{131}I 治疗的甲状腺功能亢进症病人,可迅速减轻焦虑、震颤及窦性心动过速等症状;甲状腺功能亢进症手术前应用大剂量本类药物可避免甲状腺充血,利于手术进行;与硫脲类合用疗效迅速而显著。

> **讨论与思考**
>
> 患者,女,51 岁。主诉:心慌、消瘦,伴颈部增粗 2 个月。患者 2 个月前无明显诱因出现心慌、消瘦、怕热、多汗、食欲亢进、失眠,自己发现颈部增粗,脾气急躁,经检查确诊为"甲状腺功能亢进症"。请问:①使用何药治疗? 说出具体给药方法及护理要点。②口服丙硫氧嘧啶治疗,病情缓解又出现乏力、咽痛及发热症状。化验检查 WBC 1.4×10^9/L,判断原因并给出用药方案。

第三节　胰岛素与口服降血糖药

糖尿病是由多种原因引起的机体胰岛素分泌不足以及靶细胞对胰岛素敏感性降低(胰岛素抵抗)而产生的糖、蛋白质、脂肪、水电解质等代谢紊乱性疾病。以高血糖为主要特征,持续的高血糖会引起心、脑、肾等多器官的损害、功能异常或衰竭。其典型症状为多尿、多饮、多食、消瘦"三多一少"。糖尿病可分为 1 型糖尿病(胰岛素绝对缺乏)和 2 型糖尿病(胰岛素抵抗及胰岛素相对缺乏),2 型糖尿病占患者总人数的 90% 以上。1 型糖尿病的常规治疗是定期注射胰岛素,2 型通常给予口服降糖药及注射胰岛素治疗。

一、胰岛素

胰岛素口服易被消化酶破坏,须注射给药。常用注射部位有上臂外侧、腹部、大腿外侧、臀部,按左右对称的部位轮流注射,注射部位经常更换,可避免局部皮肤结节或皮下脂肪萎缩。根据作用快慢、达峰时间和作用持续时间分为速效、中效和长效(表 16-1)。

表 16-1　临床常用胰岛素注射制剂分类及特点

类　别	名　称	特点及用法
速(短)效胰岛素	正规胰岛素	注射后 30min 起效,持续 6~8h,饭前 30min 皮下注射,必要时可静脉注射或肌内注射
中效胰岛素	低精蛋白锌胰岛素 珠蛋白锌胰岛素	注射后 3h 起效,持续时间为 14~16h,早餐前(或加晚餐前)30~60min 皮下注射
长效胰岛素	精蛋白锌胰岛素	注射后逐渐释放出胰岛素,作用持续时间为 28~36 h,早餐前 30~60min 皮下注射

(一) 作用

1. 降低血糖　胰岛素加速葡萄糖无氧酵解和有氧氧化、促进肝糖原和肌糖原的合成与贮存而增加糖的去路;抑制糖原分解及异生,减少糖的来源,从而降低血糖,是机体内唯一降低血糖的激素。此外还能促进脂肪合成、抑制脂肪分解,减少游离脂肪酸和酮体的产生;促进蛋白质合成,抑制蛋白质分解。

2. 降低血钾　促进钾离子进入细胞内,降低血钾,并能纠正细胞内缺钾。

(二) 应用

1. 治疗各项糖尿病　适用于治疗①1 型糖尿病;②2 型糖尿病经控制饮食和使用口服降糖药未能控制的;③ 糖尿病伴有严重感染、高热、妊娠、创伤及手术;④ 糖尿病发生严重发症者,如酮症酸中毒、高渗性昏迷等。

2. 纠正细胞内缺钾　将葡萄糖、胰岛素和氯化钾三者合用(称为极化液、GIK),可促进钾离子内流,又减少缺血心肌中的游离脂肪酸,防治心肌梗死时的心律失常。

(三) 不良反应

1. 低血糖反应　是胰岛素常见的不良反应。表现为饥饿感,出汗,无力、头晕、心慌、焦虑及震颤等症状。严重者可昏迷、休克及脑损伤,危及生命。但需注意鉴别属于低血糖性昏迷还是酮症酸中毒性昏迷及非酮症性糖尿病昏迷。尤其需注意有些老年病人,发生低血糖时往往缺乏典型症状,迅速表现为昏迷,称为"无警觉性低血糖昏迷"。

2. 过敏反应　出现皮肤红疹、荨麻疹、血管神经性水肿、紫癜、休克等,与动物胰岛素内含有异性蛋白或制剂内含杂质有关。改用重组人胰岛素可以减少过敏反应。

(四) 用药护理

1. 除了速效胰岛素(正规胰岛素)可同时供皮下和静脉输注以外,中、长效胰岛素制剂仅可皮下注射,不可静脉注射。预混制剂在每次注射前,应充分摇匀后即刻注射。

2. 胰岛素用量应从小剂量开始,谨慎地逐渐增加,剂量增加过大、过快容易引起低血糖反应。

3. 胰岛素注射时间应和进食时间相衔接,短效普通胰岛素应在餐前 30min 左右注射。长效胰岛素应每天固定在晚上或早上注射。

重点提示

胰岛素注射后应按要求时间进餐以防引起低血糖。

4. 教会病人熟知低血糖反应的症状及应急处理措施,告知患者可能引起低血糖的因素,如进食减少或未能按时进食、腹泻、过度饮酒、超长运动等。低血糖反应轻者可饮用糖水或摄食,严重者应立即静脉注射 50% 的葡萄糖。接受注射胰岛素的患者,应常规在身上备带糖块,应急低血糖发生。

5. 给药期间应定期检查血糖、尿糖、尿酮体、血钾、肾功能、视力、眼底视网膜血管、血压及心电图,注意监测患者对于药物的反应性,及时调整剂量。

6. 口服抗凝血药、同化激素、雄激素、磺胺类、抗凝血药、甲氨蝶呤等可增强胰岛素的作用;呋塞米、雌激素、口服避孕药、甲状腺激素等可降低胰岛素的作用;β 受体阻断药能阻断低血糖时的代偿性升血糖反应,且可掩盖心率加快等早期低血糖症状,应避免合用。

7. 胰岛素应避光并在温度 2~8℃ 的冷藏室储存。

二、口服降血糖药

目前临床上使用的口服降糖药主要有促胰岛素分泌药(磺酰脲类、非磺脲类)、胰岛素增敏药(噻唑烷二酮类)、双胍类、α-葡萄糖苷酶抑制药等。

(一)促胰岛素分泌药

本类药物通过刺激胰岛 B 细胞释放胰岛素降低血糖,包括磺酰脲类和非磺脲类。

1. 磺酰脲类　第一代药物有甲苯磺丁脲(D860)、氯磺丙脲等,因其作用时间长、易出现低血糖反应,现已少用。第二代药物有格列本脲(优降糖)、格列吡嗪(美吡哒)、格列波脲(克糖利)、格列齐特(达美康)等,降糖作用强、耐受性好,广泛用于临床。第三代药物有格列苯脲(亚莫利),半衰期长,只需每日口服 1 次。

(1)作用与应用:对正常人和胰岛功能尚存的 2 型糖尿病患者均有降血糖作用。临床主要用于单用饮食控制无效且胰岛功能尚存的 2 型糖尿病。氯磺丙脲还可用于治疗尿崩症。

重点提示

磺酰脲类 1 型糖尿病和对胰岛功能完全丧失者无效。

(2)不良反应:常见不良反应为皮肤过敏、胃肠不适、嗜睡及白细胞、血小板减少、溶血性贫血等,也可导致体重增加。较严重的不良反应是低血糖症,常因用药过量所致,轻者及时进食即可纠正,重者需给予葡萄糖治疗。

(3)用药护理

1)口服后约 30min 起效,故应在餐前 30min 服用。

2)注意观察低血糖反应,教会患者处理低血糖的方法。老年人、肾功能不全患者易引起低血糖反应。

3)定期检查肝功能和血象。

4)用药期间不宜饮酒。与保泰松、水杨酸钠、双香豆素、吲哚美辛、青霉素等药合用可引起低血糖反应,应予以注意。

2. 非磺脲类　为新型口服降血糖药,常用药物有瑞格列奈(诺和龙)、那格列奈(唐力)等。起效快,服药后进餐,能有效地控制餐后高血糖,为餐时血糖调节药,作用时间短,餐后 2h 基本无作用,临床上用于 2 型糖尿病,适用于餐后血糖的控制,也适用于老年糖尿病患者和糖尿病肾病患者。对磺脲类药物过敏者仍可使用。主要不良反应为低血糖,较磺脲类少见。

(二)胰岛素增敏药

常用药物有吡格列酮、罗格列酮(文迪雅)等,主要通过提高靶组织对胰岛素的敏感性,提高利用胰岛素的能力,改善糖代谢及脂质代谢,能有限降低空腹及餐后血糖。主要用于 2 型糖尿病及有胰岛素抵抗糖尿病患者的治疗。药物起效慢,6~12 周才能产生最大效应。常见不良反应有体重增加和水肿,与胰岛素合用时更为明显,有心力衰竭或肝病者慎用。

(三)双胍类

常用的有苯乙双胍(降糖灵,DBI)、二甲双胍(降糖片)等,主要机制是促进脂肪组织摄取葡萄糖,降低葡萄糖在肠的吸收及糖原异生。可降低 2 型糖尿病患者空腹及餐后血糖,对正常人无降血糖作用。主要用于轻症糖尿病患者,尤其适用于超重患者,进餐或餐后服用。

重点提示

二甲双胍特别适用于治疗超重的 2 型糖尿病,也可与胰岛素联合应用于治疗 1 型糖尿病。

严重的不良反应是乳酸性酸中毒、酮血症等,表现为呕吐、腹痛、神志障碍等。老年人或心、肺、肝、肾有病变者,由于体内缺氧,乳酸生成增多,更容易发生乳酸性酸中毒。其他有恶心、呕吐、腹泻、口中有金属味。长期使用可减少维生素 B_{12} 吸收,引起巨幼红细胞性贫血。

(四)α-葡萄糖苷酶抑制药

常用药物有阿卡波糖(拜糖平)、伏格列波糖(倍欣)等,为新型口服降糖药物。主要通过竞争性抑制位于小肠的 α-葡萄糖苷酶,使淀粉类分解为葡萄糖的速度减慢,延缓葡萄糖的吸收,降低餐后血糖。主要用于治疗 2 型糖尿病,可单独使用或与其他降糖药物合用,以降低患者餐后血糖。阿卡波糖应与第一口饭同时嚼服。不良反应有恶心、呕吐、食欲缺乏、腹胀、腹痛、腹泻等。其他有乏力、头痛、眩晕、皮肤瘙痒或皮疹等。

讨论与思考

患者,男性,患糖尿病 5 年,一直坚持使用磺酰脲类口服降糖,今上午突然晕倒在地,查血糖 14mmol/L,请问:患者该使用什么药?使用该药时有何注意事项?需观察哪些反应?

第四节　性激素与抗生育药

性激素为性腺分泌的激素,包括雌激素、孕激素和雄激素。临床应用的性激素类药物是人工合成品及其衍生物。

一、雌激素类药与抗雌激素药

(一)雌激素类药

卵巢分泌的雌激素主要是雌二醇。天然雌激素口服效价很低,需注射给药。人工合成的雌激素类药有己烯雌酚、炔雌醇、炔雌醚、尼尔雌醇,具有可口服或长效的优点。雌激素的作用及应用(表 16-2)。

表 16-2　雌激素的作用及应用

序号	作　用	应　用
1	促进和维持女性性征和性器官发育、成熟	子宫发育不全
2	促进阴道上皮增生、发育	老年性阴道炎
3	促进子宫内膜增生	功能性子宫出血
4	大剂量抑制促性腺激素分泌,抑制排卵	避孕
5	大剂量抑制催乳素分泌	退乳
6	抗雄激素作用	前列腺癌、痤疮
7	维持正常月经周期	闭经、月经过少
8	抑制骨吸收,促进骨钙沉积	骨质疏松症

　　不良反应及注意事项:常见恶心、食欲缺乏,早晨多见。从小剂量开始,逐渐增加剂量。长期大量应用引起子宫内膜过度增生及子宫出血,有子宫出血倾向及子宫内膜炎者慎用。

（二）抗雌激素药

　　临床常用的药物有氯米芬、他莫昔芬、雷洛昔芬等。有较弱的内在活性(拟雌激素活性),它能促进人的垂体前叶分泌促性腺激素,从而诱使排卵。临床用于功能性不孕症、功能性子宫出血、月经不调等。连续服用大剂量可引起卵巢肥大,卵巢囊肿患者禁用。

二、孕激素类药

　　天然孕激素为黄体酮(孕酮),含量很低,且口服无效。临床应用的是人工合成品及其衍生物如甲羟孕酮、甲地孕酮、炔诺酮、炔诺孕酮等。孕激素作用及应用(表 16-3)。

表 16-3　孕激素作用及应用

序号	作　用	应　用
1	促进子宫内膜继续增厚充血,由增殖期转为分泌期,维持正常月经周期	功能性子宫出血、闭经
2	降低子宫对缩宫素的敏感性,抑制子宫收缩,保胎	痛经、先兆流产
3	抑制 LH 分泌,从而抑制排卵	避孕、子宫内膜异位症

重点提示

　　黄体酮口服后在胃肠及肝迅速破坏,应采用注射给药。人工合成的炔诺酮、甲地孕酮等作用较强,可以口服,是避孕药的主要成分。油溶液肌内注射可发挥长效作用。

　　不良反应:不良反应较少,偶见头晕、恶心及乳房胀痛等。长期应用可引起子宫内膜萎缩,月经量减少,并易诱发阴道真菌感染。

三、雄激素类药与同化激素

（一）雄激素类药

　　天然雄激素主要是睾丸间质细胞分泌的睾酮。临床常用的甲睾酮、丙酸睾酮和苯乙酸睾酮等为人工合成的睾酮及衍生物。睾酮口服易吸收,但在肝被迅速破坏,因此口服无效。甲睾酮不易被肝破坏,口服有效,也可舌下给药。雄激素的作用及应用(表16-4)。

表 16-4　雄激素作用及应用

序号	作　　　用	应　　　用
1	促进男性性器官的发育、成熟和精子的生成	无睾症、类无睾症、男性性功能减退症
2	促进蛋白质的合成,抑制蛋白质分解	慢性消耗性疾病
3	大剂量促进肾脏分泌促红细胞生成素,直接刺激骨髓造血功能,促进红细胞生成	再生障碍性贫血
4	对女性可减少雌激素分泌及抗雌激素作用	功能性子宫出血、围绝经期综合征、乳腺癌

不良反应及注意事项:女性患者长期应用可能引起痤疮、多毛、声音变粗、闭经、乳腺退化、性欲改变等男性化现象。能干扰肝内毛细胆管的排泄功能,引起胆汁郁积性黄疸。孕妇及前列腺癌患者禁用。肾炎、肾病综合征、肝功能不良、高血压及心力衰竭患者应慎用。

(二)同化激素

雄激素较强的同化作用,但女性应用会出现女性男性化现象,限制了它的临床应用。同化激素是以同化作用为主,男性化作用较弱的睾酮的衍生物,如苯丙酸诺龙、司坦唑醇(康力龙)等。临床主要用于蛋白质同化或吸收不良,以及蛋白质分解亢进或损失过多等情况;如严重烧伤、手术后慢性消耗性疾病、老年骨质疏松和肿瘤恶病质等患者。

肾炎、心力衰竭和肝功能不良者慎用,孕妇及前列腺癌患者禁用。本类药物是体育竞赛的违禁药。

四、抗生育药

抗生育药能阻碍受孕和终止妊娠,大多数为女性避孕药,还有抗早孕药、男性避孕药等。

1. **主要抑制排卵的避孕药**　由雌激素和孕激素类组成。雌激素通过负反馈抑制下丘脑GnRH 的释放,从而减少 FSH 分泌,抑制卵泡的生长成熟过程,同时孕激素可抑制 LH 释放,两者发挥协同作用抑制排卵。按规定用药,避孕效果可达99%以上。停药后卵巢排卵功能都可以很快恢复。

不良反应:少数妇女在用药初期可出现轻微的类早孕反应,如恶心、呕吐及择食等。一般坚持用药 2~3 个月可减轻或消失。有 1%~2%服药妇女发生闭经,有不正常月经史者较易发生。充血性心力衰竭或其他水肿倾向者慎用。急慢性肝病及糖尿病需用胰岛素治疗者不宜使用。

2. **抗着床避孕药**　常用药物有炔诺酮或甲地孕酮、药双炔失碳酯(53 号抗孕片),使子宫内膜发生各种功能和形态变化,不利于孕卵着床。主要优点不受月经周期的限制,在排卵前、排卵期或排卵后服用,都可影响孕卵着床,被称为探亲避孕药。一般同居当晚或事后服用,14d以内必须连服 14 片,如超过 14d,应接服Ⅰ号或Ⅱ号口服避孕药。

3. **男性避孕药**　棉酚作用于睾丸细精管的生精上皮,使精子数量减少,直至无精子。停药后可逐渐恢复。每天 20mg,连服 2 个月即可达节育标准,有效率达99%以上。不良反应有乏力、食欲缺乏、恶心、呕吐、心悸及肝功能改变等。

讨论与思考

患者女,57 岁,绝经 2 年余,近出现多汗,易怒,面部潮红,偶有下腹胀痛,失眠,阴道分泌物少。诊断为围绝经期综合征。试分析患者为什么会出现上述症状? 给予己烯雌酚与地西泮联合治疗,2 个月症状明显好转,其治疗的依据是什么? 如何做好用药护理。

实践 16-1　糖皮质激素的用药护理

【实践目的】

1. 会合理使用糖皮质激素。

2. 能对患者做好用药指导。

【实践材料】

1. 临床用药案例　糖皮质激素录像片、糖皮质激素用药的有关的病例、泼尼松等相关药品。

2. 环境　药物实训室、模拟病房。

【实践方法】

1. 情景演练　患者,男性,47 岁,慢性肾炎,需要长期服用糖皮质激素治疗。

(1)角色扮演:学生分为若干组,由一位学生扮演患者,一位学生扮演护士模拟用药并进行用药指导。

(2)讨论与点评:学生分小组讨论推选一学生进行评价,最后教师总结点评。

2. 案例讨论　患者,女,35 岁,因患系统性红斑狼疮,遵医嘱用泼尼松治疗 1 年,现患者出现多毛、向心性肥胖、痤疮、肌无力、又下肢水肿。讨论:①患者为什么会出现上述症状? ②如何合理使用泼尼松? 需要给予患者哪些用药指导。

(1)学生以小组为单位,根据用药案例,讨论分析。

(2)每小组推选 1 名学生代表发言,其他各级同学提问。

(3)教师点评、总结。

【结果与评价】

实训项目	结果	学生评价 (优、良、一般、差)	教师评价 (优、良、一般、差)	总评 (优、良、一般、差)
情景演练	演示效果及用药指导			
案例分析	用药合理性及分析			

实践 16-2　胰岛素与口服降血糖药的用药护理

【实践目的】

1. 学会合理应用胰岛素和口服降糖药,避免不良反应的发生。

2. 能与患者及家属进行沟通,做好用药指导。

【实践材料】

1. 临床用药案例　与胰岛素和口服降糖药应用有关的病例、处方示例。

2. 药物　胰岛素、格列本脲。

3. 环境 药物实训室、模拟病房。

【实践方法】

1. 情景演练 患者,女,65 岁。多食、多尿 20d。空腹血糖 8.8mmol/L,餐后血糖 12.6mmol/L,尿糖(++),尿酮(-),临床诊断:1 型糖尿病。予以胰岛素治疗。

(1)角色扮演:学生分为若干组,由一位学生扮演患者,一位学生扮演护士模拟用药并进行用药指导。

(2)讨论与点评:学生分小组讨论,推选一位学生进行评价,最后教师总结点评。

2. 案例分析 患者,男,47 岁。口渴喜多饮,多食,且容易饥饿,身体消瘦,1 个月内体重下降 10kg,伴倦怠疲力,胸闷气短,夜尿多,诊断为 2 型糖尿病。问题:①试分析用什么药物治疗为佳? 为什么? ②需要注意哪些事项? ③ 如何为糖尿病患者提供用药指导。

(1)学生以小组为单位,根据用药案例,讨论分析。

(2)每小组推选一位学生代表发言,其他各组同学提问。

(3)教师点评、总结。

【结果与评价】

实训项目	结 果	学生评价 (优、良、一般、差)	教师评价 (优、良、一般、差)	总评 (优、良、一般、差)
情景演练	演示效果及用药指导			
案例分析	用药合理性及分析			

(符秀华)

第 *17* 章

生物制品

学习要点

1. 生物制品的概念及分类。
2. 常用生物制品的应用、不良反应及用药护理。

生物制品是以微生物、细胞、动物或人源组织和体液等为原料,应用传统或现代生物技术制成,用于人类疾病的预防,治疗和诊断。生物制品不同于一般医用药品,它是通过刺激机体免疫系统,产生免疫物质(如抗体)才发挥其功效,在人体内出现体液免疫、细胞免疫或细胞介导免疫。

人用生物制品包括:细菌类疫苗、病毒类疫苗、抗毒素及抗血清、血液制品、细胞因子、生长因子、酶、体内及体外诊断制剂以及其他生物活性制剂,如毒素、抗原、变态反应原、抗体复合物、免疫调节及微生态制剂等。根据生物制品的用途可分为预防用生物制品、治疗用生物制品和诊断用生物制品三大类。

一、预防用生物制品

(一)卡介苗

主要用于预防结核病。接种对象为新生儿,出生后 6 个月以内的婴儿也可接种,接种 1 剂次。最常见的不良反应是在接种的部位出现小结节,最后形成瘢痕。严重者可能造成皮肤溃疡,同时会引起与接种部位一致的化脓性淋巴腺炎。如出现大量脓液,必须给予抗生素治疗。

结核病、急性传染病、心肾脑等疾病、极度营养不良、湿疹及其他皮肤病、HIV 感染者禁用。使用前须先做结核菌素皮试,呈阴性者方可接种。接种部位为上臂三角肌中部略下处,接种途径皮内注射,接种剂量 0.1ml。

(二)脊髓灰质炎疫苗

用于预防麻痹性脊髓灰质炎。在婴儿出生后 2、3、4 月龄接种 3 剂,4 周岁加强一次。可出现发热、头痛、腹泻等,偶有皮疹,2~3d 后自行痊愈。HIV 感染、异常丙种球蛋白血症、淋巴瘤、白血病、广泛性恶性病变以及其他免疫缺陷者(如服用皮质激素、抗癌药、免疫抑制药或接受辐射等)禁用。口服给药,接种剂量 1 粒。给药间隔时间第 1、2 剂次,第 2、3 剂次间隔均≥

28d。

(三) 乙型肝炎疫苗

用于预防乙型肝炎病毒所引起的乙型肝炎。第一针疫苗应在新生儿出生后 24h 内尽早接种,整个免疫程序按 0、1、6 免疫方案进行。常见注射部位有局部肿痛,有中、低度发热,24h 内消失。发热及患有急性或慢性严重疾病者及有过敏史者禁用。接种部位为上臂三角肌,接种途径肌内注射,接种剂量 10μg/1ml。出生后 24h 内接种第 1 剂次,第 1、2 剂次间隔≥28d。

(四) 白百破联合疫苗

用于预防白喉、破伤风、百日咳。在婴儿出生后 3、4、5 月龄各接种一剂,1.5~2 周岁加强。常见不良反应有发热、局部红肿、疼痛、硬块、烦躁不安、哭闹,严重不良反应有高热、持续性哭闹、昏睡、低张力表现、休克、抽搐。有严重疾病,发热或者过敏史及注射白喉或破伤风类毒素后发生神经系统反应者禁用。接种部位为上臂外侧三角肌,接种途径肌内注射,接种剂量 0.5ml。第 1、2 剂次,第 2、3 剂次间隔均≥28d。

(五) 麻疹-腮腺炎-风疹疫苗

用于预防麻疹、风疹、腮腺炎。在婴儿出生后 8 月龄接种一剂,复种年龄为 18~24 月龄。常见不良反应有在注射部位出现短时间的烧灼感及刺痛并轻微发热、红疹、关节痛、神经炎等。妊娠期的妇女、伴有发热的呼吸道疾病、活动性结核、血液病、恶病质和恶性肿瘤、个人或家族有惊厥史和脑外伤史禁用。接种部位为上臂外侧三角肌下缘附着处,接种途径皮下注射,接种剂量 0.5ml。

(六) 乙型脑炎减毒活疫苗

用于预防乙型脑炎病毒。在婴儿出生后 8 月龄和 18~24 月龄各接种 1 剂次。主要不良反应包括局部的红肿、硬块与疼痛,全身发热、头痛与倦怠感。有发热、急性传染病、中耳炎、活动性结核及心、肝、肾等疾病,体质衰弱、有过敏史或癫痫、惊厥者,先天性免疫缺陷者,近期或正在进行免疫抑制剂治疗者和孕妇禁用。接种部位为上臂外侧三角肌下缘附着处,接种途径皮下注射,接种剂量 0.5ml。

(七) 流脑疫苗

用于预防流行性脑脊髓膜炎。在婴儿出生后 6~18 月龄接种 2 剂次。偶有短暂低热,局部出现红晕、轻微疼痛。有癫痫、惊厥及过敏史者、患脑部疾病、肾病、心脏病及活动性结核者禁用。接种部位为上臂外侧三角肌下缘附着处,接种途径皮下注射,接种剂量 30μg/0.5ml。第 1、2 剂次间隔 3 个月。

(八) 水痘疫苗

用于预防水痘感染。12 月龄至 12 周岁的健康儿童都可接种 1 剂次。少数出现局部肿痛、发热或轻微皮疹。对新霉素全身过敏者、白细胞计数少于 1200/m³ 者及孕妇禁用。接种部位为上臂外侧三角肌下缘附着处,接种途径皮下注射,接种剂量 0.5ml。

(九) 流感疫苗

用于预防流行性感冒。60 岁以上的老人、慢性病患者及体弱多病者、婴幼儿都可接种。接种时间为每年 9~12 月份。少数出现肌肉、关节酸痛,不适和发热等全身反应。吉兰-巴雷综合征患者、孕妇、急性发热性疾病患者、慢性病发作期、严重过敏体质者禁用。接种部位为上臂外侧三角肌,接种途径肌内注射,接种剂量 0.5ml。

重点提示

　　国家免疫规划用疫苗包括乙型肝炎疫苗、卡介苗、脊髓灰质炎减毒活疫苗、百白破联合疫苗、白喉破伤风联合疫苗(成人及青少年用)、麻疹减毒活疫苗、麻疹腮腺炎联合减毒活疫苗、麻疹腮腺炎风疹三联减毒活疫苗、乙型脑炎减毒活疫苗、A 群脑膜炎球菌多糖疫苗、A 群和 C 群脑膜炎球菌多糖疫苗。

二、治疗用生物制品

(一)破伤风抗毒素

1. 应用　用于开放性外伤(特别是创口深、污染严重)有感染破伤风危险者。

2. 不良反应

(1)过敏性休克:表现为烦躁、脸色苍白、胸闷、出冷汗、恶心、脉搏细速、血压下降、重者神志昏迷虚脱,如不及时抢救可以迅速死亡。轻者注射肾上腺素后即可缓解;重者需输液输氧,使用升压药维持血压,并使用抗过敏药物及肾上腺皮质激素等进行抢救。

(2)血清病:主要症状为荨麻疹、发热、淋巴结肿大、局部水肿,偶有蛋白尿、呕吐、关节痛,注射部位可出现红斑、瘙痒及水肿。对血清病应对症疗法,可使用钙剂或抗组胺药物。

3. 用药护理

(1)注射前必须先详细询问既往过敏史并做过敏试验。过敏试验为阳性者反应慎用。

1)过敏试验:用氯化钠注射液将抗毒素稀释 10 倍(0.1ml 抗毒素加 0.9ml 氯化钠注射液),在前掌侧皮内注射 0.05ml,观察 30min。

2)注射部位无明显反应者,即为阴性,可在严密观察下直接注射抗毒素。如注射部位出现皮丘增大、红肿、浸润,特别是形似伪足或有痒感者,为阳性反应,必须用脱敏法进行注射。

3)采用脱敏注射,并做好抢救准备,一旦发生过敏休克,立即抢救。

4)注射抗毒素后,须观察 30min 后始可离开。

5)2~8℃避光干燥处保存。

(2)用法:皮下注射应在上臂三角肌附着处。肌内注射应在上臂三角肌中部或臀大肌外上部。

(二)重组人干扰素 α2b 注射液

1. 应用　用于急慢性病毒性肝炎(乙型、丙型等)、尖锐湿疣、毛细胞白血病、慢性粒细胞白血病、淋巴瘤、艾滋病相关性卡波济肉瘤、恶性黑色素瘤等疾病的治疗。

2. 不良反应　常见的不良反应有感冒样症状,如发热、头痛、寒战、乏力、肌肉酸痛、关节痛等,部分病人可出现厌食、恶心、腹泻、呕吐、白细胞减少、血小板减少、转氨酶增高,停药后即可恢复正常。偶见有失眠、皮疹、脱发、血压升高或降低、耳鸣、视力下降、神经系统功能紊乱等。

3. 用药护理　患有严重心脏疾病或自体免疫疾病、癫痫及中枢神经系统功能损伤者,严重的肝、肾或骨髓功能不正常者禁用。

讨论与思考

1. 回答乙型肝炎疫苗接种时间、接种次数、接种部位、接种途径，接种剂量。
2. 使用破伤风抗毒素应注意哪些用药护理的常识？

（杨孟欢）

《药物学基础》数字化辅助教学资料

一、网络教学资料

1. 网址 www.ecsponline.com/topic.php? topic_id=29

2. 内容

(1)教学大纲及学时安排

(2)教学用 PPT 课件

二、手机版数字化辅助学习资料

1. 网址(二维码)

2. 内容

(1)知识点/考点标注及正确答案

(2)练习题:每本教材一套,含问答题、填空题、选择题等多种形式

(3)模拟试卷

三、相关选择题答案

第1章　药物学基础总论

第二节　药物对机体的作用——药效学

1. A　　2. B　　3. B　　4. D　　5. B　　6. E　　7. C

第三节　机体对药物的影响——药动学

1. C　　2. B　　3. D　　4. D　　5. D　　6. A　　7. A

第四节　影响药物作用的因素

1. D　　2. C　　3. A　　4. D　　5. D

第五节　药物应用护理的相关知识

1. B　　2. B　　3. B　　4. C　　5. B

第六节　药物的治疗过程与用药护理

1. A　　2. E

第2章　抗微生物药

第一节　抗微生物药概述

1. E　　2. C　　3. E　　4. C　　5. D　　6. E　　7. E　　8. D

第二节　抗生素

1. A　　2. E　　3. B　　4. E　　5. A　　6. E　　7. B　　8. C　9. E　10. C

11. A　　12. B　　13. E　　14. C　　15. C　　16. A

第三节　人工合成抗菌药

1. D　　2. E　　3. B　　4. D　　5. B　　6. A　　7. E　　8. B　9. A　10. E

11. D

第四节　抗结核病药

1. E　　2. D　　3. D　　4. D　　5. C　　6. D　　7. C

第五节　抗真菌药与抗病毒药

1. B　　2. B　　3. C　　4. C　　5. D　　6. B　　7. D

第六节　消毒防腐药

1. B　　2. E　　3. A　　4. D　　5. C

第3章　抗寄生虫病药

1. B　　2. A　　3. C　　4. A　　5. C　　6. C　　7. B　　8. B 9. D 10. C

11. B　　12. B　　13. C　　14. D

第4章　抗恶性肿瘤药

1. C　　2. D　　3. B　　4. B　　5. C　　6. E　　7. A　　8. E 9. C 10. A

11. E

第5章　传出神经系统药

第一节　概述

1. A　　2. C　　3. A　　4. C

第二节　M受体激动药与抗胆碱酯酶药

1. D　　2. D　　3. A　　4. B　　5. B　　6. C　　7. B　　8. A 9. E 10. E

第三节　M受体阻断药

1. A　　2. B　　3. E　　4. A　　5. D　　6. D　　7. A　　8. A 9. D 10. D

11. B　　12. C　　13. B　　14. D　　15. C

第四节　肾上腺素受体激动药

1. D　　2. E　　3. A　　4. A　　5. C　　6. E　　7. D　　8. D 9. B 10. A

第五节　肾上腺素受体阻断药

1. A　　2. B　　3. C　　4. E　　5. D

第6章　局部麻醉药

1. A　　2. B　　3. D　　4. A　　5. E　　6. C　　7. B　　8. D 9. B 10. A

第7章　中枢神经系统药

第一节　镇静催眠药

Λ. C　　2. E　　3. E　　4. A　　5. A　　6. B

第二节　抗癫痫药

1. A　　2. C　　3. E　　4. B

第三节　抗精神失常药

1. C　　2. D　　3. D　　4. E　　5. B

第四节　抗帕金森病药

1. C　　2. C　　3. D　　4. E　　5. E

第五节　镇痛药

1. B　　2. B　　3. D　　4. B　　5. A

第六节　解热镇痛抗炎药

1. D　　2. E　　3. A　　4. C　　5. D

第七节　中枢兴奋药

1. E　　2. C　　3. C

第 8 章　利尿药与脱水药

1. E　　2. C　　3. B　　4. A　　5. C　　6. E　　7. D　　8. C 9. A 10. A
11. D　　12. E　　13. C　　14. E　　15. A　　16. E

第 9 章　心血管系统药

第一节　抗高血压药

1. A　　2. E　　3. A　　4. B　　5. A　　6. D　　7. C　　8. D 9. D 10. A
11. E　　12. B　　13. E　　14. E　　15. D　　16. C

第二节　抗心力衰竭药

1. C　　2. B　　3. D　　4. E　　5. D　　6. C　　7. E　　8. D 9. A 10. B
11. A　　12. D　　13. E　　14. B　　15. C　　16. D　　17. C　　18. C 19. D 20. B
21. E

第三节　抗心绞痛药

1. C　　2. A　　3. E　　4. D　　5. B　　6. A　　7. E　　8. B 9. B 10. C
11. A　　12. D

第五节　抗心律失常药

1. E　　2. D　　3. A　　4. C　　5. B　　6. E　　7. E　　8. B 9. A 10. E
11. B

第 10 章　抗变态反应药

1. C　　2. D　　3. D　　4. C　　5. B　　6. B　　7. D

第 11 章　消化系统药物

第一节　抗消化性溃疡药

1. E　　2. A　　3. B　　4. B　　5. E　　6. A　　7. C　　8. D 9. D 10. E

第二节　消化功能调节药

1. C　　2. A　　3. A　　4. C　　5. E　　6. D　　7. C　　8. B 9. D 10. C
11. A

第 12 章　呼吸系统药物

1. B　　2. E　　3. D　　4. A　　5. C　　6. B　　7. A　　8. C 9. B 10. E
11. C　　12. A　　13. B　　14. A　　15. E　　16. C　　17. E　　18. E 19. C 20. A
21. D　　22. C

第 13 章　子宫兴奋药与抑制药

1. A　　2. D　　3. E　　4. D　　5. C　　6. C　　7. A　　8. D

第 14 章　血液及造血系统药

1. A　　2. C　　3. B　　4. A　　5. D　　6. A　　7. D

第 15 章　维生素及调节水、电解质和酸碱平衡药

1. D　　2. D　　3. E　　4. D　　5. C　　6. E　　7. B　　8. A 9. D 10. E
11. C　　12. D　　13. D　　14. E

第 16 章　激素及相关类药物

第一节　肾上腺上质激素类药

1. C　　2. A　　3. E　　4. A　　5. C　　6. C　　7. B　　8. B 9. D 10. E

第二节　甲状腺激素和抗甲状腺药

1. B　　2. A　　3. D　　4. A　　5. A　　6. C　　7. A　　8. E 9. C 10. E

11. C

第三节　胰岛素与口服降血糖药

1. D　　2. E　　3. D　　4. B　　5. B　　6. C　　7. C　　8. A 9. E 10. E

11. A　　12. A　　13. D　　14. D　　15. C

第四节　性激素和抗生育药

1. E　　2. C　　3. B　　4. D　　5. A　　6. C　　7. B　　8. D 9. D 10. A

11. B

第17章　生物制品

1. A　　2. D　　3. D　　4. A　　5. A　　6. B　　7. C　　8. A 9. C 10. D

11. D　　12. C　　13. D

参考文献

方士英.护理药理学.2013.北京:安徽大学出版社.

符秀华,田小娟.2012.药物基础与应用.2 版.北京:高等教育出版社.

符秀华,叶宝华.2011.药物应用护理.北京:科学出版社.

国家基本药物临床应用指南和处方集编委会.2013.国家基本药物临床应用指南(化学药品和生物制品).2012
    年版.北京:人民卫生出版社.

胡鹏飞,覃隶莲.2013.药物学基础.3 版.北京:科学出版社.

莫玉兰,符秀华.2013.药物应用护理.北京:人民军医出版社.

王开贞,于天贵.2014.药理学.7 版.北京:人民卫生出版社.

杨宝峰.2013.药理学.8 版.北京:人民卫生出版社.

姚宏.药物应用护理.2008.北京:人民卫生出版社.